華志文化

華志文化

怎樣活到100歲

銀髮族的四季養生療癒

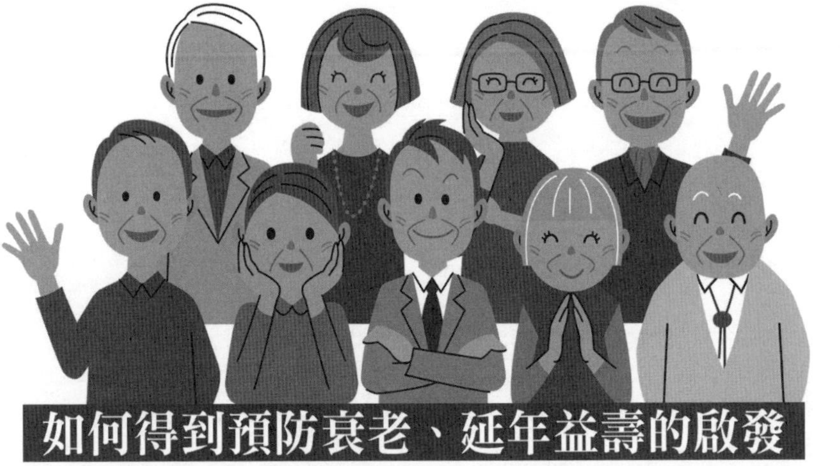

如何得到預防衰老、延年益壽的啟發

彭啟明醫師◎編著

本書從老年人的生活角度出發，主要從運動養生、季節養生、養生食譜等養生常識，給老年朋友提供最佳的指引。全書就像您的家庭醫生，隨時解答您的疑問：幾乎包含所有常見的老年健康問題。

☑運動養生體魄
☑吃出健康與年輕
☑因時制宜季節養生
☑過上最佳老人性生活

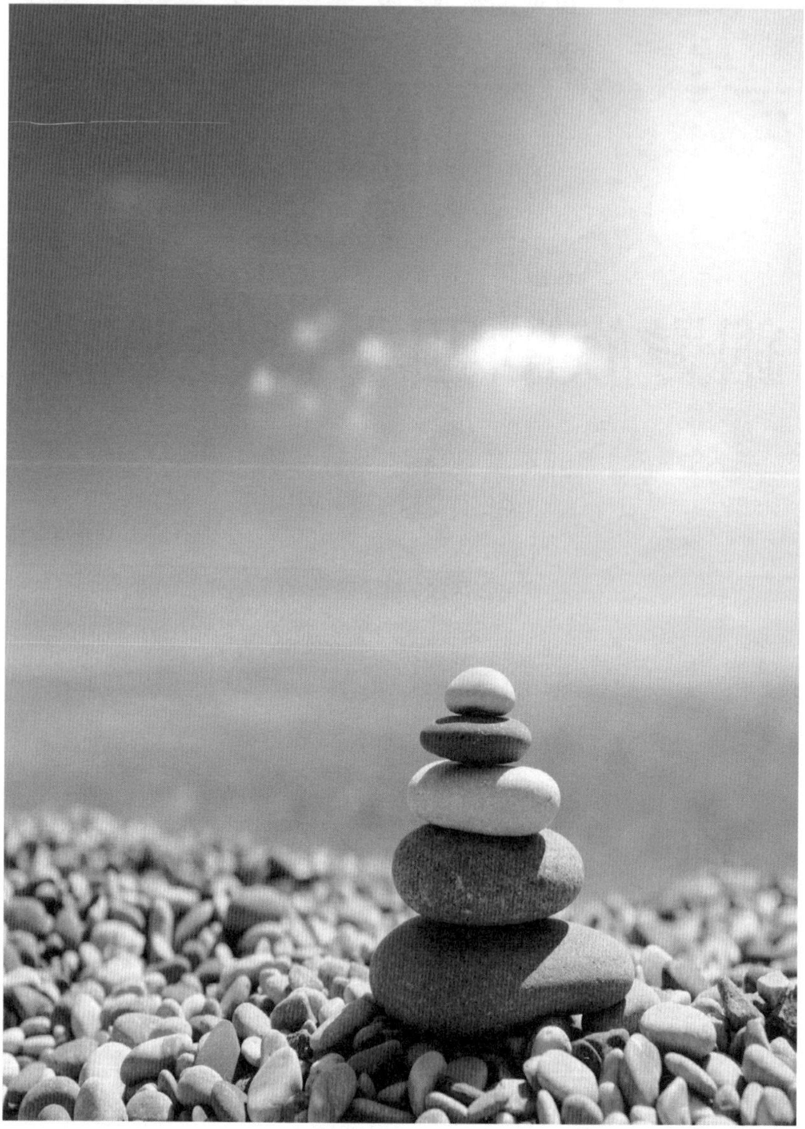

序言／老年人日常的健康養生訣竅

自從步入老齡化社會以來，人口老齡化加速發展，老年人口基數大、增長快並日益呈現高齡化、空巢化趨勢，需要照料的失能、半失能老人數量劇增。人口老齡化的加劇，一方面呼喚政府加強社會養老服務體系建設的同時，另一方面，老人朋友的健康問題也日益突出，老年人的養生越來越受到社會、家庭以及個人的關注。

首先，養生長壽是每一個老年朋友的渴望。唐代詩人李商隱說得好：夕陽無限好，只是近黃昏。珍惜生命的最後階段，讓自己生活在健康、舒暢、輕鬆的狀態之中是每一個老年人共同的心願。

如今人們的生活水準越來越高，生活越來越富裕，老年人渴望長壽，也追求長壽，努力養好身體來感受這個日新月異的世界。其次，老年人的健康長壽也是每一個子女的心願。老人不生病，健康生活，是對子女最大的安慰。人生最大的悲劇就是「子欲養而親不待」，因此，照顧好父母，讓父母養生保健、安享天年是每一個子女最應該做的，也是最有意義的事。我們關愛今天的父母，就是關愛明天的自己。

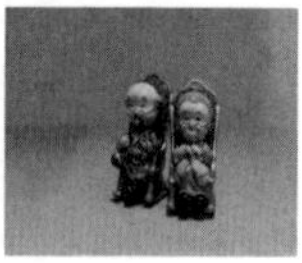

老年人在退休以後，空餘時間增多了，人也清閒了；但同樣，人際交往也大大減少，遠離社會了，有不少老人會一時適應不過來，甚至有一種被社會拋棄的感覺，更有的老伴已不幸先對方而去，這些都使老年人的孤寂感增強，甚至產生心理疾病。因此，老年人的養生，首先是要養心，要有一個健康的心態。

人生的發展是從幼年、少年、青年、壯年到老年，從生到死，這是不可逆轉的自然法則。作為老年人，應該積極面對這一規律，努力地爭取自己的人生晚年能夠更健康快樂、更幸福美滿，能夠有更多的精力與時間去歡度自己的美好時光。其次老人要積極參與健身運動，一方面使自己有事可做，不至於覺得過於無聊，另一方面可以促進老人的身心健康，減少老人的疾病發生率，有利於延年益壽。

再次，老年人養生也要因時而變，根據不同的季節採取不同的保養之道。本書將會根據不同季節為老年朋友們提供不同的養生之道，同時為老年朋友的安全合理用藥以及常見病的預防治療提出良好規劃。

本書主要從身體鍛練、季節養生、養生食譜、安全用藥、老年人常見疾病防治等養生常識出發，對老年人的養生進行了具體而全面的介紹。但願本書能給老年朋友的養生提供最佳指導，能使健康的老人得到延緩衰老、延年益壽的啟迪，能成為老年人的知音和益友。

由於編寫者水準有限，本書的不全面或錯誤之處在所難免，因此我們熱忱地希望同道給予指正及幫助，衷心地祝願老年朋友都能健康長壽！

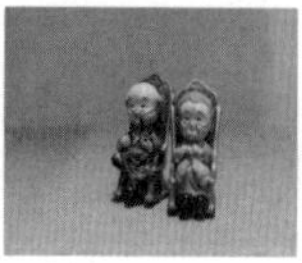

目錄

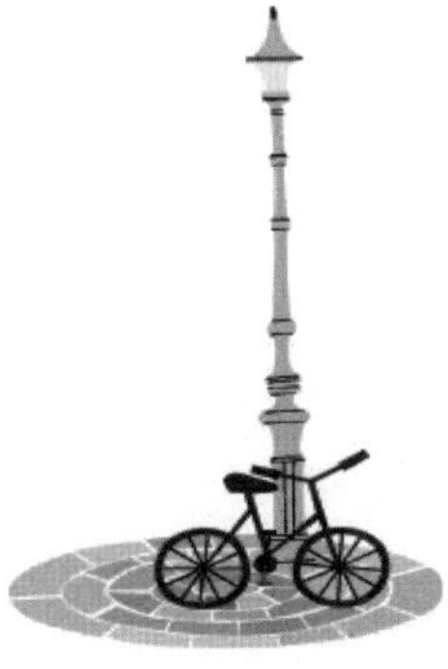

怎樣活到 *100* 歲：銀髮族的四季養生療癒

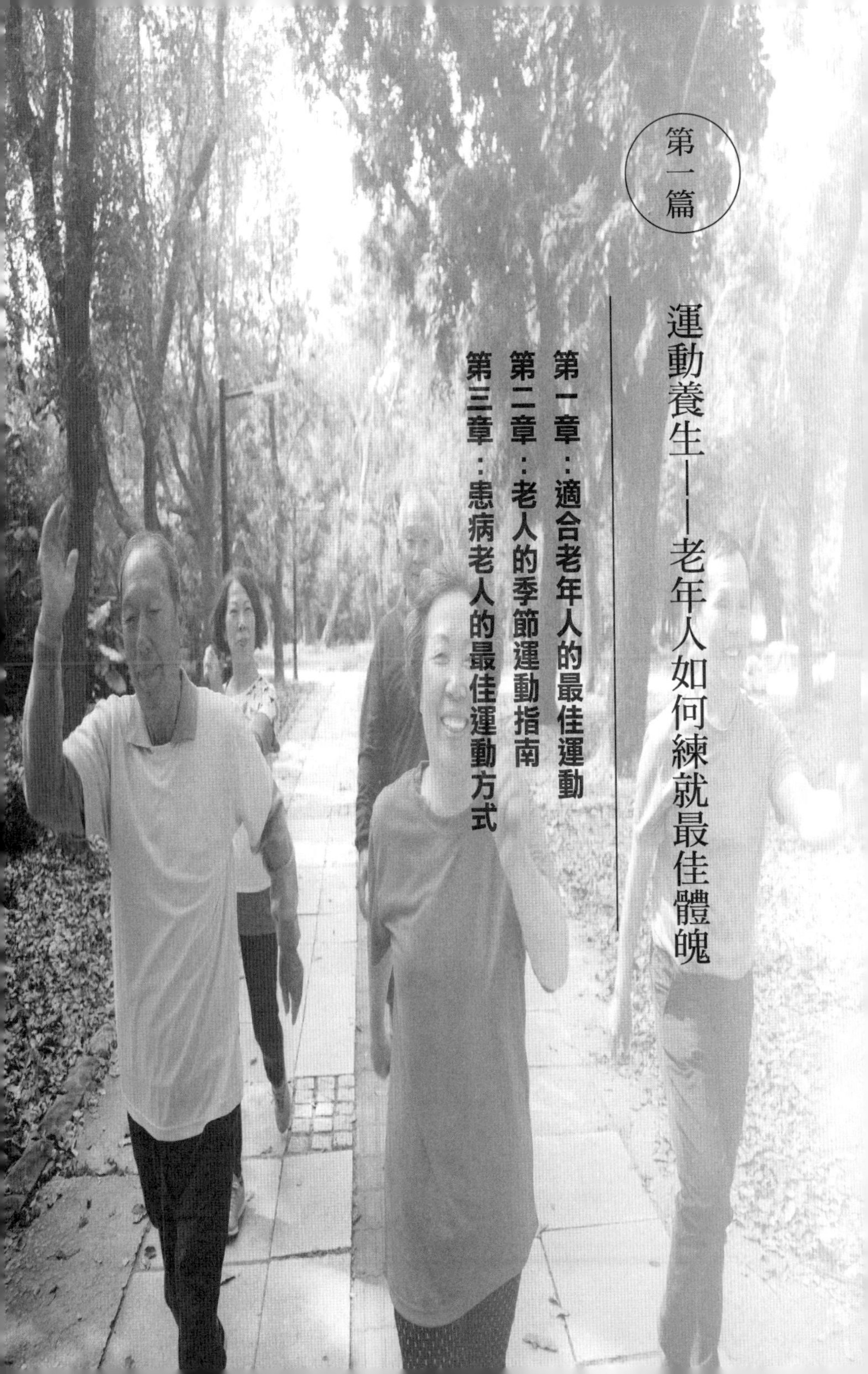

第一篇

運動養生——老年人如何練就最佳體魄

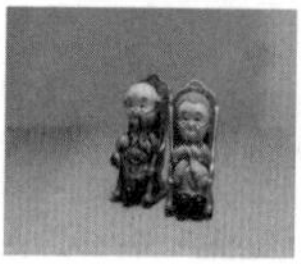

第一篇、運動養生——老年人如何練就最佳體魄

第一章：適合老年人的最佳運動

美國哈佛大學公共衛生學院、醫學院以及附屬醫院進行的最新研究證實，晚年時進行有規律的體育鍛練將有助於保持身體健康以及頭腦敏銳。

研究人員在美國、德國和加拿大共進行了四項研究，結果發現，女性在中年時經常鍛練身體，七十歲以後患慢性疾病和心臟病的機率更小，其身體上、認知上或是精神上遭到的損傷也會更小。而保持每週一～二次的抗阻力訓練，能夠提升老年女性的注意力持續時間，並增強她們解決問題的能力。

另外，在五十五歲及以上的這個年齡段，經常進行適中的或較為激烈體育運動的人存在認知障礙的可能性更小。對於女性來說，同樣是六十五歲及以上的年齡，進行較為劇烈運動的人與參加較溫和鍛練的人相比，前者的骨密度會更高且摔傷的風險更低。

研究證實，體育活動的目的，不僅有助於延長壽命，還能提高生活品質。經常進行體育鍛練對老年人的身體健康有很大幫助。

適合老年人鍛練的體育專案很多，可根據年齡、性別、體質狀況、鍛練基礎、興趣愛好及周圍環境條件等因素，選擇適宜的鍛練項目。下面介紹一些簡單易學、適宜老年人的鍛練項目。

1 散步

散步是一種最簡單、最適合於老年人的體育活動。俗話說「飯後百步走，活到九十九」「飯後三百步，不用上藥鋪」，這都生動地說明了散步對健康十分有益。絕大多數壽星，都有長期散步的習慣。這種活動對於體質較弱，有心臟病、高血壓及肥胖病而又不宜進行大運動量鍛練的老年人來說，是一種較好的鍛練形式。

散步有利於提高心肺的功能。散步時，下肢肌肉收縮，促進下肢血流向上，流回心臟，有利於全身血液循環，心肌的收縮也會加強，心排血量增加，血流加快，使心功能得到改善。散步時，血液循環加速，提高了血管張力，使沉澱在血管壁上的有害物質很快被帶走，從而能有效地預防動脈硬化的發生。走路還能增加肺活量，吸收更多的新鮮空氣，改善對機體氧的供應。

散步是防治糖尿病的有效措施。戰勝糖尿病的經驗著重指出，其方法

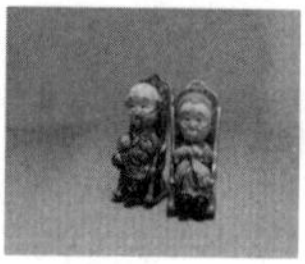

就是「體育鍛練，在每頓飯前走一千步，飯後走兩百步，每頓飯吃八九分飽」。現代醫學證實步行能提高機體代謝率，中老年人以每小時三公里的速度散步一～二小時，代謝率可提高百分之四十八，糖的代謝也隨之改善。

散步有助於使血壓過高者降低血壓。據觀察，高血壓患者在平地上長時間的步行，能引起舒張壓明顯地下降。緩慢的散步還能緩解頭部的血管痙攣，減輕頭痛。

散步還可以防治許多其他疾病。散步可使胃腸蠕動加快，從而增加食欲，預防消化不良和便祕。散步可使全身肌肉與關節得到活動，舒筋活血，肌肉得到鍛練，關節變得靈活。長時間和快速地步行可增加能量的消耗，促進機體內多餘脂肪的利用，對肥胖患者是一種良好的輔助治療手段。

散步可使身體不同程度地感到疲勞，緩解神經肌肉的緊張而收到放鬆鎮靜的效果，有利於夜晚入眠，是治療失眠的一種好方法，而且不會像藥物那樣帶來副作用。醫學證實，十五分鐘輕快的步行所收到的放鬆神經肌肉的效果，勝過服四百毫克眠而通（一種甲丙氨酯的安眠藥）。

散步使人神清氣爽，心曠神怡，緊張的腦力勞動後散步，可以消除大腦的疲勞，從而提高學習和工作效率。

散步要量力而行，行走的距離因人而異，以自我感覺良好而定。散步的時間，一般早晚為宜。如果腿腳行動不便，可拄拐杖，以助步行。

2 慢跑

慢跑運動量比散步要大一些，方法也簡單易行。慢跑在國外稱為健身跑，國外的電視、廣播、報刊、書籍大量宣傳慢跑。慢跑之所以風靡世界，是因為它不需要場地、器材，簡單易學，而且是防治疾病的一種手段。

慢跑可以使肺泡充分地活動，有效地防止胸組織彈性的衰退，延續衰老。慢跑時吸入的氧氣量比靜坐大八倍。國外學者調查發現，四十～八十一歲的長跑者要比四十～六十一歲的一般人最大吸氧量大百分之二十五～百分之三十。按年齡絕對值對比，六十～七十歲的老年跑步者吸氧水平相當於不跑步者四十～五十歲的水平。這說明跑步使吸氧功能年輕了二十年，其肺活量也比一般老年人增加百分之十～百分之二十，呼吸系統的功能得到明顯改善。

慢跑能增強心臟血管系統的功能。慢跑能加速全身血液循環，明顯地增加冠狀動脈的血流量，改善心肌的營養狀況，增加抗動脈硬化的高密度脂蛋

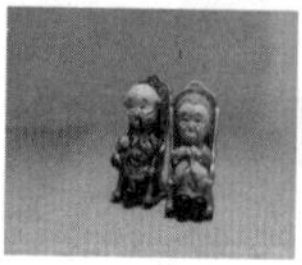

白含量，降低血液中三酸甘油和膽固醇的含量，有效地預防心血管病，延緩動脈硬化的進程。可以說，慢跑是「心臟健康之路」。

國外對四十～八十歲長跑者的心臟檢查證實，無論心臟的大小還是功能，均與不運動的二十歲年輕人心臟沒有什麼兩樣，有的甚至更好。學者還認為，慢跑可以增強人體免疫功能，預防癌症，跑步使人流汗，汗水可以把人體內的鉛、鐳等致癌物質排出體外，並能提高人體製造白細胞的能力。長期慢跑，會使人的消化、分泌、排泄系統、中樞神經系統功能得到鍛練和改進。

目前，國內外已把慢跑廣泛應用於防止肥胖病、糖尿病、冠心病、高血壓、動脈硬化等，並取得了效果。二十世紀七〇年代，美國廣泛開展了跑步活動，使全民心臟病減少了百分之八。

要使慢跑取得較好效果，需要注意以下幾點：

(1)跑前檢查身體。打算參加慢跑鍛練的老年人在參加前，要請醫生做一次全面身體檢查，以確定自己是否適合慢跑鍛練。醫生同意後，方可跑。尤其是身患疾病的老年人，更要注意這一點。

(2)掌握好慢跑的速度。慢跑的關鍵在於「慢」。慢到何種程度呢？慢到邊跑邊能與人聊天，不覺得難受，不喘粗氣的程度為宜。

(3)掌握好慢跑的時間。慢跑的時間根據本人的體質而定，循序漸進，量力而行。開始鍛練時每次可跑十分鐘左右。適應後可逐步增至十五～二十分鐘。如受工作或生活條件限制，不能堅持每天跑，也要堅持隔天跑，跑得時間可長些，每次二十～三十分鐘。剛開始鍛練或體質較弱的老年人，可從走跑交替開始，逐步適應。

(4)慢跑時應注意呼吸的深、長、細、緩、有節奏，呼吸要均勻，以不喘大氣為宜。如果跑步時上氣不接下氣，說明跑過快或身體不能適應，應降低速度。

健身跑一般分為預備活動、慢跑和放鬆三個階段。開始時適當進行準備活動，緩慢地活動一下肢體，使全身肌肉放鬆，並使心跳和呼吸適應運動的需要，一般二～三分鐘即可。跑步時腳步要輕快，雙臂擺動自然，要用鼻子吸氣，用嘴呼氣，呼吸要深長、細緩有節奏，每跑二～三步吸氣一次，再跑二、三步呼氣一次，健身跑的速度為每分鐘一百二十～一百三十公尺，以自己不覺得難受、不氣短、能邊跑邊與別人說話為宜。初次鍛練時，可慢跑五～十分鐘，逐步適應後可增至十五～二十分鐘。最好是每日堅持鍛練一

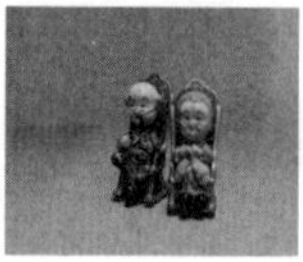

次，有困難者每週至少鍛練三次，每次逐漸增加到三十～四十分鐘。慢跑結束後不宜馬上停下來，而應緩慢步行或原地踏步，做些放鬆調整活動，逐漸恢復到安靜狀態。

跑步時間最好選在每天清晨，應以慢跑為主，並要量力而行。對於體質較差或以前缺乏鍛練的老年人，可先採取走、跑交替的方式，待逐漸適應後再行全程慢跑。跑步的距離由近到遠，速度由慢到快，以自覺全身舒暢為度。如遇雨、大風天氣或因其他原因不能外出鍛練時，可在室內進行原地跑鍛練。

3 氣功

氣功是傳統醫學寶庫中獨特的強身健體方法之一。氣功就是「內練一口氣」，所謂「氣」是指積在人體內在的「元氣」。中醫學認為，元氣是維持身體健康和預防疾病的重要因素。氣功就是鍛練人體內部的元氣，透過調整姿勢、調整呼吸、調整精神的鍛練方法來增強體質，提高防病和抗病能力，達到祛病強身健體的目的。氣功不但用於治療疾病，還能預防疾病和保健強身。氣功是一種整體的鍛練，特別適合老年人。

氣功有以下幾種作用：可使由於過度興奮而功能紊亂的大腦皮質細胞得到復原，使頑固性的病理性興奮轉入抑制狀態，這就為恢復健康提供基礎；有助於減少身體消耗，重新累積精力，這對體弱者或慢性患者的康復十分有益；氣功對腹腔有「按摩」作用，可促進胃腸蠕動，改善消化與吸收功能，增強食欲，能有效地治療慢性胃炎、胃下垂和習慣性便祕；氣功還能調整身體的異常反應並使練功者自我控制生理功能。

氣功鍛練應主要掌握三個方面，分別如下。

(1)意守鍛練：這是氣功中的主導部分，透過特定的意念活動（如意守丹田）的自我鍛練，來誘導入靜，從而改善和增強人體的生理功能。意守丹田就是要求在練功時大腦皮質進入安靜狀態，並使意念活動集中在一定部位，如丹田（臍下一．五寸）。

(2)氣息鍛練：氣息鍛練主要是鍛練以橫膈為主的腹式呼吸，透過鼻吸鼻呼或鼻吸口呼，從自然呼吸開始，逐漸使呼吸鍛練至均勻、細緩、深長的地步。

(3)姿勢鍛練：年老體弱的一般可採取坐式或臥式。坐式的姿勢為端正穩坐在方凳上，膝彎成90°，兩足著地，坐平，兩腿分開，兩肩與兩足相對

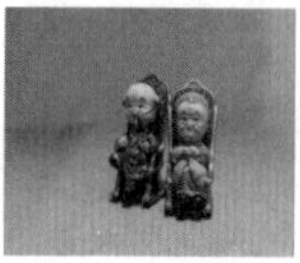

或一直線，兩手輕放於大腿部，頭略向前低，雙目微閉，微露一線之光，注視鼻尖，口自然閉合。臥式分平臥及側臥，這裡主要介紹側臥。側臥一般向右側臥，右腿在下自然伸出，左腿呈120°放於右腿之上，右手放枕上，掌心向上，距頭約二寸，左手自然伸出，掌心向下，放於左腿的關節部，腰部向後屈，頭、眼、口同坐式。

◆練功時要注意以下幾條原則。

(1)練功前十～十五分鐘應停止一切活動，消除雜念，做好一切準備。

(2)身心自然放鬆。肌肉和精神都要放鬆，安定情緒，把注意力高度集中在練功上。

(3)意氣合一。控制意念與調整呼吸相結合，以意領氣，一般在吸氣時默念「靜」，呼氣時默念「鬆」。

(4)動靜結合。除練氣功外，還應進行其他健身活動，但各種運動應安排在練氣功之後。

(5)循序漸進，由易到難，不急於求成。

(6)空腹或飯後不宜活動，發熱或各種病的急性期，應暫停練功。

在具體練法上，先擺好姿勢，意守丹田，精神入靜，然後進行呼吸。身體要放鬆，意念與呼吸要配合，吸氣時默念「靜」，呼氣時默念「鬆」，呼吸要用腹式呼吸，做到細、深、慢、勻。在練習後會感到吸氣能貫到小腿，以後改為意守足趾，在經一段時間練習後，會感到腳部發熱。

4日光浴

日光浴對於老年人是大有益處的，它能健身防病，延年益壽。日光浴可使被陽光照射部分的血管反射性擴張，加速血液循環，促進新陳代謝；可使老年人骨質疏鬆減慢；紫外線可促使胃液分泌增加，增進食欲，並有殺菌作用；肺結核病患者進行日光浴，可促進病灶鈣化。

日光浴的時間：一般以上午八～十時，下午二～四時最佳，不宜在中午烈日下進行，以免引起日光性皮炎。老年人初曬太陽時間不宜過長，每次五分鐘左右即可，以後可逐漸延長，但最多不超過半小時，應避免在疲勞時或飯後一小時內進行日光浴。進行日光浴時，一定要帶好墨鏡或草帽，以免刺激眼睛或引起日射病。如果日光浴後出現頭暈、食欲減退等症狀時，要減少日光浴時間，必要時停止日光浴。

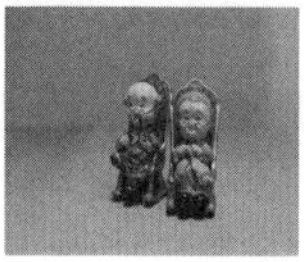

日光浴的地點：在城市中，要選擇乾燥、清潔、空氣流通的地方，不要在瀝青路上進行。冬季可打開門，切忌在室內進行，無風時可在室外進行。

5 自我保健按摩

按摩是物理治療的一種，在中醫學養生中，按摩是保健養生的手段。保健按摩是透過各種手法刺激身體的不同部位，引起局部和全身反應，從而促進血液循環，調整機體功能，對延緩衰老、強身、防病、治病都有一定作用。這種方法簡單易行，特別適合於體弱的老年人。

按摩有下面幾個作用：首先按摩能提高人體免疫力，增強體質。如肺氣腫者透過按摩，能改善呼吸功能，增強免疫力，減少感冒。其次，按摩能平衡和調節機體臟器的功能。如當胃蠕動減弱時，按摩能使之增強；而當蠕動增強時，按摩能使之減弱。按摩還能使毛細血管擴張、開放，局部血流增加，循環加快，從而消腫止痛，活血化瘀。

按摩的方法是：自己先以左右兩手互相摩擦，使其發熱，然後再按摩各部位。一般每部位可按摩三十～一百次。

按摩的部位，根據需要選擇，常用的部位如下：

(1)頭部：十指微屈，以指尖接觸頭皮，以手指來回在頭皮上揉動，能振奮精神。

(2)眼睛：兩眼緊閉，雙手分別在兩瞼部按摩，可防治頭暈，消除眼珠脹痛，並能增進視力。

(3)額面部：稍用力摩擦額面及額部，可振奮精神，減輕疲勞。

(4)鼻翼部：經常以兩手中指按摩鼻翼，可預防感冒。

(5)腰部：兩手緊按腰眼，用力向下搓到尾部，左右手一上一下同時進行，可壯腰，防治腰痛。

(6)下腹部：以兩手手掌按摩下腹部，可治療腹脹、便祕。

(7)大腿部：兩手緊抱大腿根部，用力下擦到膝蓋，然後擦回大腿根，有活動關節，防治腿病的作用。

(8)胸廓部：兩手微張五指，分別置於胸骨左右兩旁的胸壁上，手指端沿肋間隙從內向外滑動，有開胸順氣、止喘的作用。

6 健身球類運動

適合老年人鍛練的球類運動有健身球、乒乓球、羽毛球、網球、撞球、

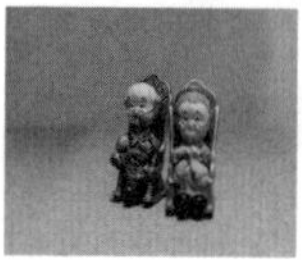

手球和高爾夫球等，可根據個人的興趣和愛好加以選擇。

健身球是一項既有趣味性，又有娛樂性的器械運動。健身球由山核桃演變而來，古人置山核桃於手中運轉，用以祛病健身。目前健身球有空心鐵球、石球、玉球等，均有不同的型號。鍛練時，手持兩個健身球，沿順時針或逆時針方向有節奏地轉動，每次可練十餘分鐘，每天可練數次。健身球主要是增強指、腕關節的韌性、靈活性和協調性，可增強指力、掌力、腕力，對預防老年人手抖及指關節、腕關節僵直頗有好處。健身球刺激手掌穴位，可反射性地調節中樞神經系統功能，起到健腦益智、消除疲勞的作用，同時還有舒經活血、強筋健骨、強壯內臟的功效。因此，老年人堅持健身球鍛練是有益的。

乒乓球鍛練可增強四肢、腰部、背部和胸部肌肉的力量，提高機體的耐受力，有效地增強內臟功能，延緩衰老。老年人進行乒乓球鍛練的目的在於強身健體，而不要把注意力放在比賽的勝負上。

羽毛球運動器材簡單，攜帶方便，容易掌握，室內外均可進行。其運動量可大可小，適合老年人鍛練。羽毛球鍛練可增強腰背、腹肌和四肢肌肉的力量，提高大腦皮質的興奮性及小腦的靈活性和協調性，有益智健腦的作用。

網球運動可取得羽毛球運動同樣的鍛練效果。其運動量比羽毛球大，且需要網球場或較大的空地才能進行鍛練。

手球運動有競爭性，比賽時間短，運動量不大，而趣味性很強，比較適合老年人。手球運動鍛練可增強腰背、四肢肌肉力量，並有健腦作用。

撞球是一種集智力與體力、運動和娛樂為一體的健身項目。透過動腦、動眼、動手及腳步移動而達到強身健體的目的。

高爾夫球是一項高雅的戶外運動項目。以棒擊球入穴，擊球時在起伏不平的場地上行走，腰背肌肉可得到鍛練，很適合老年人，但受運動場地、經濟條件等因素的限制，這種運動目前尚不能得到廣泛開展。

7 適合老年人的最佳臥床運動

很多老年人因急性腰背痛、骨折、急性心肌梗塞等原因需長期臥床休養，所以，老人有必要掌握一些簡單易行的床上運動。

(1)運動一：雙下肢屈曲，雙上肢充分向上伸展，抓住床頭；雙手握拳屈肘，雙上肢並貼在季肋部；讓上下肢還原。數「一」時吸氣，數「二」時憋

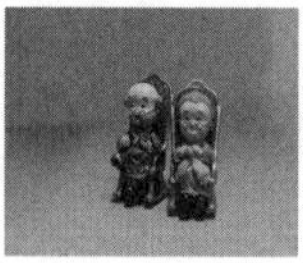

氣，數「三」時緩慢吐氣，動作反覆三次後進行深呼吸。

(2)運動二：雙下肢屈曲，雙上肢充分向上伸展，抓住床頭；左上肢保持原樣不變，右上肢屈曲貼在季肋部；上半身充分向右屈；上半身還原；右上肢復原；上下肢均復原。以上動作左右交替反覆三次。

(3)運動三：雙下肢呈直位，向上伸直兩上肢；上半身向右旋轉；上半身復原；雙上肢復原。以上動作左右交替反覆三次。

(4)運動四：雙手放在腹部，雙膝盡量屈曲；讓臀部高高抬起懸空；輕輕放下抬高的臀部；雙上下肢復原。前三步可根據體力連續進行。如一側下肢有石膏固定，則用單肢進行。

(5)運動五：雙下肢進行騎自行車的動作；深呼吸。開始動作緩慢，逐漸加快，中間休息數次。

(6)運動六：立起上半身；伸直雙臂，軀幹前屈，握住足尖；放平上半身。做此動作時，為防止下肢抬起，可以按壓雙腿或用布帶固定，即使夠不到足尖也要盡量使上半身前屈。

(7)運動七：雙下肢同時抬高；抬起後數五下；雙下肢緩慢放平。可根據自身情況盡量抬高下肢，最好達到垂直狀態，同時保持伸展位。

8 不適合老年人的運動

(1)憋氣運動不適合老年人

老年人的健身方法有許多，但一些力量型的體育項目卻並不適合老年人，如舉重、投擲、跳躍、摔跤等，需要肌肉在極短的時間內，發揮出最大的力量。這時，人往往要憋氣。憋氣時胸廓固定，牢牢支撐雙上肢，便於發揮力量；肺內壓升高，可以反射地強化骨骼肌的收縮，俗稱「憋氣運動」。憋氣可以加大力量，但程度太深太重的憋氣運動，卻不適合以健身為目的的中老年人。

例如舉重，運動員產生爆發力於一瞬間。這時，聲帶緊閉，胸肌、腹肌驟然收縮，腔內壓突然升高。升高的腔內壓會影響心臟的跳動，腔靜脈受壓後又會阻礙靜脈血回流；結果會減少心臟排血量。中老年人腦供血已經降低，再人為地減少供血，會有頭昏、眼前黑蒙，嚴重時可能昏厥。雖然憋氣時心臟排血量降低，但血壓卻會突然升高，尤其是收縮壓。這是由於在大部分肌群參與用力時，收縮的肌肉壓擠血管，動脈血流的阻力會突然增加。利用先進的動脈插管技術測定舉重時血壓的變化，發現有的人收縮壓會突然升

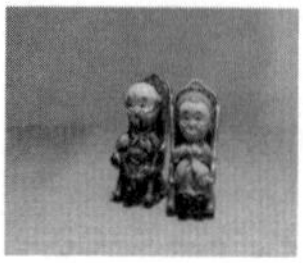

至二百～三百毫米汞柱。

而且，整個舉重活動中，血壓上下波動很大，很快。舉重時的爆發力會使機體產生強烈的應激反應。頓然升高、忽上忽下的血壓對動脈管壁變脆、彈性下降、管腔變窄的中老年人是不利且有危險的。腦血管意外發生於憋氣活動中的例子，屢見不鮮。

憋氣的時間十分短暫。解除憋氣時聲帶迸開，肺氣外流，胸腔內壓立即下降，靜脈血回流，右心室快速充盈，心臟負荷會突然加大，不僅對心臟功能起不到增強效果，反而可能會加重原有的病理變化。

一些研究人員發現，力量型運動員患高血壓病比一般人要多。最大的可能就是經常憋氣時的血壓升高會促使血壓反應敏感或使僅有高血壓前期症狀的人發展為高血壓病。中老年人動脈管壁硬化，神經調節功能降低，本來就是高血壓病的多發群體，經常的「憋氣運動」會促使中老年人患高血壓病。

(2)不適合老年人的其他運動

①下蹲運動：在做下蹲運動時，由於運動重心較低，會使膝關節負重過大，從而引起關節疼痛，並加快關節軟骨的磨損。長時間的猛烈蹲起，也會使老年人的血壓變得不穩定。

②爬山：爬山不利於保護老年人的膝關節。因為上山時膝關節的負重主要來自自身的重量；而下山時，除了負擔自身體重外，還有身體向下衝的力量，這種衝擊會加大對膝關節的損傷。

③飯後即散步：從現代醫學觀點看，吃飯後，老年人的心臟負荷增加，餐後運動對心血管系統有明顯的負面作用。一般人飯後半小時後才能散步，對於老年朋友應避免在餐後一個半小時內進行運動鍛練，如您十八時吃完晚飯，就在十九時三十分以後再出去鍛練。

④蹲馬步：生活中，老人們鍛練身體的積極性可謂最高，不過，老年人的關節、韌帶、肌肉彈性都不如年輕人，協調性也在退化，所以，千萬不能在鍛練的時候強求自己像年輕人一樣，以免發生不適應的身體反應。有的老年人在進行鍛練時長時間做蹲馬步的動作，這是應盡量避免的。因為老年人屈膝時，膝關節緊張，易受磨損，從而引起關節病病程的加快。

⑤壓腿：有的老人喜歡壓腿，拉伸韌帶，這種鍛練當然沒問題，可是如有骨質疏鬆病史，壓的時候用力過大，就很容易受傷。

對於老人來說，沒有什麼大家都適合的運動，需要自己摸索什麼是最適合的。另外，要把握鍛練的量，不能覺得自己還像年輕時一樣，想做多久做

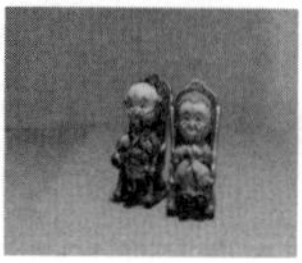

多久，這樣有可能超過身體負荷，適得其反。

9 老年人運動推薦

(1)手指運動防癡呆

由於大腦和手的關係密切，有關保健專家認為，中年以後，如能經常做手指運動，將有助於大腦血流通暢，這樣既健腦又可預防老年癡呆的發生。

①每天早晨將手指向內折彎，再向後拔，反覆做屈伸運動十次。

②用拇指及食指抓住小指基部正中，早晚揉捏刺激這個穴位十次。

③將小指按壓在桌面上，反覆用手或其他物刺激。

④兩手十字交叉，用力相握，然後猛力拉開，給予肌肉必要的刺激。

⑤刺激手掌中央（手心）每次捏掐二十次，既有助於血液循環，又對安定自主神經有效。

⑥經常揉搓中指尖端，每次三分鐘，這對大腦的血行很有好處。

(2)舌頭操延緩衰老

為了防止大腦萎縮，應該經常活動舌頭，間接地對大腦進行刺激。

①每天早晨舌頭伸出與縮進各十次。然後，舌頭在嘴巴外面向左、向右

各擺動五次。

②坐在椅子上，雙手十字張開放在膝蓋上，上半身稍微前傾，用鼻孔吸氣，接著嘴巴大張，舌頭伸出並且呼氣，同時增大雙眼，目視前方，反覆操練三～五次。

③嘴巴張開，舌頭伸出並縮進，同時用右手食指、中指與無名指的指尖，在左耳下邊至咽喉處，上下搓擦三十次。然後，用左手三指的指尖反方向上下搓擦三十次。

④對著鏡子嘴巴張開，舌頭輕輕地伸出，停留二～三秒鐘，反覆操練五次。然後頭部上仰，下巴伸展，嘴巴大張，伸出舌頭，停留二～三秒鐘，反覆操練五次。

此操可治療高血壓、腦梗塞、哮喘、近視、老花眼、耳鳴、眩暈、咽喉炎、頭痛、甲亢、肩周炎、腰痛、月經痛、失眠、便祕、少年白髮，並可預防老年癡呆。

(3)老年頸椎病康復運動操

老人容易因過於勞累而導致頸椎長骨刺。平時頸部缺乏鍛練、精神緊張、感冒等原因也會引起頸椎疼痛症狀。尤其是女性，進入更年期後容易出

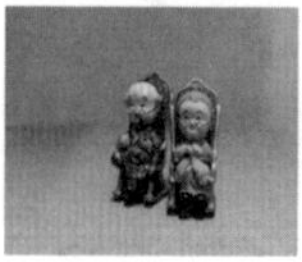

現骨質疏鬆。所以，老人千萬要注意休息，以減輕頸部的疲勞。閒時做做康復操，可以改善患者的頸部血液循環，鬆解粘連和痙攣的軟組織，骨刺雖不會消失，但症狀可以完全消失或好轉。

①準備姿勢：兩腳分開與肩同寬，兩臂自然下垂，全身放鬆，兩眼平視，均匀呼吸，站坐均可。

②雙掌擦頸：十指交叉貼於後頸部，左右來回摩擦一百次。

③左顧右盼：頭先向左後向右轉動，幅度宜大，以痠脹為好，三十次。

④前後點頭：頭先前再後，前俯時頸盡量前伸拉長三十次。

⑤旋肩舒頸：雙手置兩側肩部，掌心向下，兩臂先由後向前旋轉二十～三十次，再由前向後旋轉二十～三十次。

⑥翹首望月：頭用力左旋、並盡力後仰，眼看左上方五秒鐘，復原後，再旋向右，看右上方五秒鐘。

⑦雙手托天：雙手上舉過頭，掌心向上，仰視手背五秒鐘。

⑧放眼觀景：手收回胸前，右手在外，勞宮穴相疊，虛按膻中，眼看前方五秒鐘，收操。

第二章 老年人季節運動指南

1 老年人春季運動指南

(1)春季最適合老年人的運動

秋收，冬藏，春生，夏長。春天來了，萬物在甦醒，人體需要運動，一個冬天都在「冬眠」的人們終於可以走出家門，到郊外踏青感受春天的活力，把握時間活動活動筋骨，把積蓄的脂肪甩掉。

經過寒冷冬季的「運動低潮期」，人體各器官的功能都處在一個較低的水平，季節活躍性低。此時，肌肉鬆弛、韌帶變硬、中樞神經、內臟系統功能較低下，如果急於激烈的運動，就容易造成受傷。因此，每到春天都是運動傷害的高發季。春天的氣候變化比較反覆，如何進行鍛練很有講究。為了防止春天運動時不慎反傷身體，老年朋友應採取適合的運動方式。

①散步：日出之後、日落之時是散步的大好時光，散步地點以選擇河邊湖旁、公園之中、林蔭道或鄉村小路為好，因為這些地方空氣中負離子含量較高，空氣清新。散步時衣服要寬鬆舒適，鞋要輕便，以軟底為好。散步不拘形式，宜以個人體力而定速度快慢，時間的長短也要順其自然，應以勞而

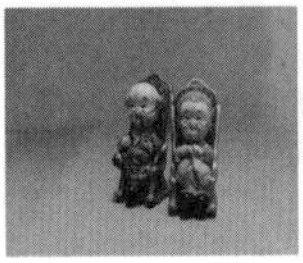

不倦，見微汗為度。散步速度一般分為緩步、快步、逍遙步三種。老年人以緩步為好，步履緩慢，行步穩健，每分鐘行六十～七十步，可使人情緒穩定，消除疲勞，亦有健胃助消化的作用。快步，每分鐘約行走一百步，這種散步輕鬆愉快，久久行之，可振奮精神，興奮大腦，使下肢矯健有力，適合於中老年體質較好者和年輕人。散步時且走且停，時快時慢，行走一段，稍事休息，繼而再走，或快走一程，再緩步一段，這種走走停停、快慢相間的逍遙步，適合於病後恢復期的患者及體弱者。

②慢跑：慢跑是一種簡便而實用的運動項目，它對於改善心肺功能、降低血脂、提高身體代謝能力和增強機體免疫力、延緩衰老都有良好的作用。慢跑還有助於調節大腦皮質的興奮和抑制，促進胃腸蠕動，增強消化功能，消除便祕。

慢跑前做三～五分鐘的準備活動，如伸展肢體及徒手操等。慢跑速度掌握在每分鐘一百～二百公尺為宜，每次鍛練時間以十分鐘左右為好。慢跑的正確姿勢為兩手握拳，步伐均勻有節奏，注意用前腳掌著地，不能用足跟著地，慢跑後應做整理運動。慢跑鍛練時間以早晚為宜，宜選擇空氣新鮮、道路平坦的地方進行。

③放風箏：中國有句古話「鳶者長壽」，意思就是說，經常放風箏的人壽命長。自己親手製作一隻絢麗多彩的風箏也是一種創意活動，而且當人們眺望自己的作品在晴空中飛翔時，那種快樂、專注的精神狀態會同時強化人的高級神經活動調節功能，促進機體組織、臟器等生理功能的調整和健全，其作用符合傳統醫學的修身養性之道。放風箏時需要動用手、腕、肘、臂、腰、腿等各個部位，從引飛風箏開始，人體的各部位就開始不停運動。當風箏上升或傾斜時，你需要奔跑、拉線、左右擺動，這些動作都能使身體的相關部位得到充分舒展，使全身得到很好的鍛練。再加上冬天人們久居室內而氣血瘀積，所以春天來時人們應多進行戶外運動，使氣血循環加快，促進人體的新陳代謝，這十分有利於健康。

放風箏最好二～三人一起，選擇平坦、空曠的場地進行。老年人在放風箏的過程中應當注意以下事項：因為在放風箏的過程中人大部分時間是在倒行，所以應該注意周圍地面的情況，避免摔傷。由於風箏運動的特性，需要長時間仰頭，頸椎病患者要注意避免頸部長時間保持同一個姿勢而加重病情。另外要提醒老年人和腦動脈供血不足者在進行此項運動時，應盡量避免突然轉頭，以防腦血管突然收縮而破裂出血。放風箏過程中還要注意風向與

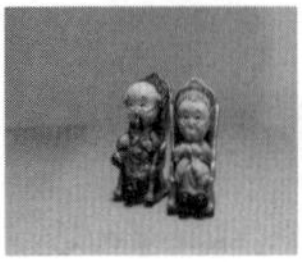

光照的關係，要防止太陽光的反射對眼睛造成的傷害，最好提前準備一副太陽鏡。現在市面上出售的風箏用線大部分是漁線，在放飛過程中最好戴上手套，以免被線勒傷。

④體操類：體操類有多種形式，如廣播操、健美操及健身操等。這些操類適應範圍廣，對不同的人有不同的鍛練效果，適用於長期伏案工作的人。另外，在我國傳統的健身方法中還有太極拳、氣功、五禽戲、八段錦等，也是春季很好的鍛練項目，日常生活中的爬樓、騎車、甩手、仰臥起坐、退步行走等都是可以選擇的項目。

(2)春季運動有禁忌

春季適量運動能發揮延年益壽、愉悅身心的功效，但由於老人的身體原因，所以春季鍛練有禁忌。

①忌驟然鍛練，提倡循序漸進。鍛練應以恢復身體功能為主要目的，循序漸進、因人制宜；運動前做足準備活動，讓肌肉和韌帶得到充分放鬆，如：鍛練前應先做關節活動、拉韌帶等。

②忌霧天鍛練，提倡室內進行。春天霧大，霧珠中含有大量塵埃、病原微生物等有害物質，鍛練時由於呼吸量增加，肺內勢必會吸進更多的有害物

質。最好不要進行戶外運動，提倡室內進行。

③忌用嘴呼吸，提倡用鼻子呼吸。霧大的春天，塵埃、病菌微粒多，運動時的呼吸盡量用鼻吸氣，用嘴吐氣。鍛練應養成用鼻子呼吸的習慣，因鼻毛能濾清空氣，使氣管和肺部不受塵埃、病菌的侵害。

④忌衣著單薄，提倡保暖防寒。春天氣候變化反覆，天氣忽冷忽熱，在初春乍暖還寒的氣溫條件下，健身運動中身體活動量過大、出汗過多，一旦被冷空氣侵襲又沒有及時做好保暖措施，很容易受涼感冒並誘發各種呼吸道疾病。因此，注意氣候變化，春天開始鍛練時不應立即脫掉外衣，等身體微熱後再逐漸減衣，鍛練結束時，應擦淨身上的汗液，立即穿上衣服，以防著涼。

⑤忌空腹鍛練，提倡運動前進食飲水。春天切忌空腹晨練，不要在空腹或飽腹狀態下晨練，如忽視身體損耗，除了出現血糖偏低外，人體血液黏滯，加上春天氣溫低、血管收縮等因素，可能使人因低血糖和心臟疾病而猝死。最好在鍛練之前吃一點東西，如麵包、牛奶、雞蛋、水果，吃至半飽後再鍛練。此外，還應多飲水保持機體水分。春天的時候，由於氣溫尚低，人們鍛練時往往忽視飲水的重要性。事實上，此時氣候較為乾燥，運動中又要

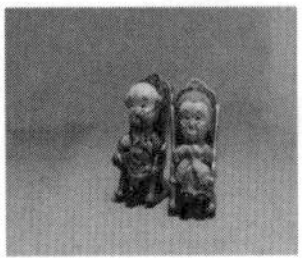

大量排汗，所以應注意水分的及時補充。提倡運動前飲一杯溫開水，以稀釋血黏度，排除體內聚積的毒素，可以產生「內洗滌」的作用，減少大腸對腸內毒素的重吸收再鍛練。

⑥忌早起外出鍛練，提倡午後進行。春天霧大，清晨空氣並不新鮮，日出前地面空氣污染最重且此時氧氣也少，故春天不主張晨練。日出後綠色植物開始光合作用，吸入二氧化碳吐出氧氣，空氣方達清新。建議黃昏鍛練，春天下午四時左右的空氣含氧氣負離子豐富。

⑦忌大運動量，提倡調整適應為主。中醫養生認為：春天運動很重要，能更好地適應機體內陽氣的變化，清除體內瘀積了一冬的寒氣，是對身體很有好處的保健方法，但不提倡劇烈跑跳、大汗淋漓。「春天生陽，過度運動和損耗對人體養陽和生長不利。」開春時，進行體育運動主要是以恢復人體的功能水準為目的，不能盲目追求運動量，注意適度。開始量不能太大，要注意方式，節奏別太快，循序漸進地鍛練，不為「速成」而盲目加大運動量，防止因為運動量的突然加大而造成肌肉和韌帶損傷。春天身體需要一個階段的調整才能適應較大的運動量。突然的大運動量，對身體會造成較大的消耗，應選擇節奏比較慢、運動量不大的方式，如慢跑、步行、太極、健

身操等。運動量的計算應因人制宜，運動強度應以運動後心率在（220－年齡）×（〇．六五～〇．八五）為宜。

⑧忌無氧運動，提倡有氧運動。春天宜選擇適合的有氧健身項目，如：騎自行車、快步走、打籃球、踢足球等戶外運動項目，並長期堅持，健身貴在持久。在健身場館進行跑步機、器械、健身操等鍛練也是不錯的選擇，館裡大家共同健身、互相促進的良好氛圍，能夠幫助老年人堅持下去。

(3)老年人春季運動叮嚀

叮嚀一：多做撞背運動可養生增陽氣

如今在公園裡，經常會看到一些中老年朋友背對牆壁或樹幹，反覆往後撞一下又馬上彈出，樂此不疲，那麼「撞背」真有這樣神奇的效果嗎？

背部與健康關係密切。中醫學認為，背為陽，腹為陰，人體背部分佈的基本上都是人體的陽經，其中督脈、足太陽膀胱經尤為重要。督脈沿脊柱分佈在腰背部正中，它能總督一身陽脈，蓄積氣血，以備全身經脈之用。解剖學也證實，在背部脊柱的兩旁，分佈著一些調節內臟的自主神經節，這些神經受到異常的刺激會出現內臟功能失調。由此可見，人體的背部是很重要的部位，刺激這些經絡和穴位，對內臟功能的調節有重要的作用。

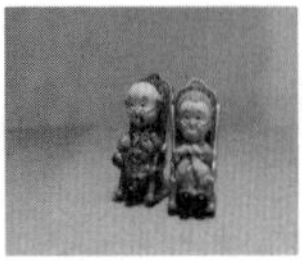

春夏「撞背」能提升陽氣。在人體背部進行一定節律的拍打、敲擊，能提升陽氣，有利於人體氣機順暢，陰陽條達，使臟腑功能更加協調，尤其是春夏季節，人體氣血活動運行更為順暢，趨向於體表，撞背、敲背等鍛練將人體陽氣從體內引向體表，能使全身氣血通暢，符合天人相應的養生法則，適合於氣血運行不暢的中老年人。

古代自我推拿的功法裡就有一項撞背功，具體方法和大家在公園裡的作法差不多。雙足與肩同寬，背靠牆壁站立，相隔二十～四十公分，全身放鬆，身體後仰，用背部撞擊牆壁，用力適度，借撞擊的反作用力使身體恢復直立，撞擊下背部時，上身適當前傾，使下背部略向後突出，然後進行撞擊。撞擊時意念貫注背部，使意氣集中於腰、肩、背之間，撞擊一百次左右。

叮嚀二：護好膝蓋，身體棒

俗話說得好，「春天孩子臉，時時都在變。」由於冷空氣活動頻繁，春天氣溫依然多變，特別是早晚溫差較大，這樣的環境會使得血管收縮，不利於膝關節血液供應，使膝關節周圍的肌肉和韌帶變得僵硬，增大了日常活動中膝關節受損的機率。此外，老年人的膝關節軟骨和半月板已存在一定程度的衰退，膝周的肌肉、韌帶彈性下降，大大削弱了對膝關節的保護和穩定作用，因此春季更要護好膝關節。

(1)強化膝蓋：老年人可透過練習一些簡單的動作來增強膝部力量。

A仰臥位，膝下放一高約十公分的枕頭，雙腿自然平伸，兩側小腿交替上抬至膝關節完全伸直，然後再放下，每側做二十～三十下，每天二次，這個動作可讓膝關節得到充分的伸展，防止關節僵化。

B仰臥位，雙腿伸直後抬離床面約三十度，堅持五～十秒鐘，放下，放鬆二～三秒後再次抬高。每次鍛練十五分鐘，每天二次，抬高過程中膝蓋要完全伸直，此動作可鍛練膝蓋周圍的肌肉，肌肉強健是對膝蓋最好的支持和保護。

(2)按摩膝蓋：經常按摩膝關節，可以促進血液循環，有利於改善膝關節血液供應，還可提高膝關節周圍肌肉彈性，增強膝關節穩定性。

坐在床上，膝下墊枕，將雙手搓熱後按揉膝蓋，用力適中，至膝部發熱為止，然後用拇指點按膝關節周圍壓痛點，並輕輕按揉一～二分鐘；接著用手掌小魚際處滾動按摩膝關節上方，從股四頭肌（位於大腿前側）按摩至髕骨邊緣，按摩一～二分鐘，然後用雙手拇指分別從髕骨上、下、左、右各

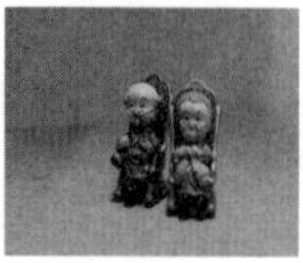

個方向推擠髕骨一～二分鐘；最後將雙手搓熱，先快速搓摩膝關節兩側至發熱，再用雙手按揉膕窩（即膝蓋後方）至發熱，以揉拿小腿結束。每天按摩一次。

(3)騎自行車：騎自行車時身體的重量在車座上，減輕膝關節負擔的同時，還可增強小腿肌肉，提高下肢柔韌性和協調性，有利於提高膝關節的靈活度，有效增強膝關節功能。

車座的高度要合適，以坐在車座上兩腳蹬在腳蹬上、兩腿能伸直或稍彎曲為宜，以免膝關節受力過大。此外，路面也要選擇平坦好騎的，切忌在有坡度的路面騎行，以免加重膝關節負荷。老人每週練習一～二次，每次運動量以身體微微出汗、膝關節無不適和疲累為度，時間最長不要超過三十分鐘，練習前應充分熱身，活動膝關節一～二分鐘，以免膝關節受損。不會騎自行車的老人可練習空蹬自行車。

(4)運動宜忌：堅持鍛練可以增強膝關節周圍肌肉強度，強壯骨骼，有利於延緩膝關節老化，但若鍛練不得當，反而會損傷膝關節。

老年人在運動中應注意減少半蹲，特別是單膝承重半蹲，此時全身重量都集中在下肢，膝關節的負重會明顯加大（可達體重的三倍），且做半蹲越多，膝關節老化速度越快。此外，不宜選擇爬樓梯、爬坡及爬山等運動方式，這些運動膝關節負重較大，經常進行無疑會加速膝關節衰退。

叮嚀二：春季運動注意事項

生命在於運動，很多老年人都很重視運動的保健功效，經常運動對身體的健康大有益處，當然在運動的同時也要注意勞逸結合，下面就為大家介紹老年人運動的注意事項。

運動前要做好充分的準備。透過準備活動，調動神經興奮性，降低肌肉黏滯性，克服內臟惰性，增加協調性，防止骨折和肌肉拉傷等運動性損傷現象。透過及時充分的整理活動，加速機體的恢復。

運動前做一全面身體檢查。老年人在健身運動前最好做一全面的身體檢查，以瞭解自己的健康狀況及各臟器的功能水準，為合理選擇運動項目及適宜的運動量提供依據。

宜選擇全身性運動。老年人宜選擇全身性的體育活動，避免某一肢體或是器官負荷過重，盡量避免過分用力動作，還應避免造成血壓驟然升高的動作，如：頭朝下，突然前傾，低頭彎腰動作過猛等。

運動期間要遵守正常生活規律。運動期間要遵守正常的生活制度，保證

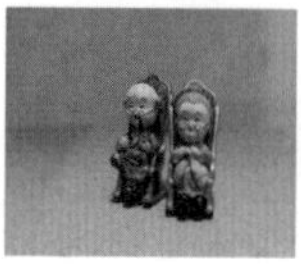

充足的睡眠，注意鍛鍊期間的飲食和營養，飲食以易消化、含充足的蛋白質和維生素、低脂肪為主。要控制熱量、糖和鹽的攝入，禁菸酒。

勞逸結合。運動和休息要安排適當，根據身體反應、外界環境和條件的變化不斷進行調整。

叮嚀四：記住六個「不」

俗話說「一年之計在於春」，中醫認為立春後人體陽氣開始升發，如能利用春季大自然「發陳」之時，借陽氣上升、人體新陳代謝旺盛之機，採用科學的養生方法，可取得事半功倍的效果。而春季又是皮膚病、心腦血管病、呼吸道疾病、胃腸道疾病等高發期，所以春季養生對於中老年人來說顯得尤為重要。春季養生一定要適應氣候生理變化規律，防止進入盲點，遵循春季養生「六不原則」。

(1)不濕：居室每天中午要開窗通風，被褥和衣服要保持乾燥透氣，春季多穿純棉的寬鬆衣服，可避免發生濕疹。另外，不要選擇潮濕的地方進行鍛練，運動出汗後要及時擦乾。

(2)不酸：春天飲食應「省酸增甘」，因春天本來肝陽上亢，若再吃酸性食物，易導致肝氣過於旺盛，而肝旺容易損傷脾胃，所以，春季飲食忌酸。

酸性食物有羊肉、鵪鶉、炒花生、炒瓜子、海魚、蝦、螃蟹等。宜食用甘溫補脾之品，可多吃山藥、春筍、菠菜、大棗、韭菜等，也可用山藥和薏米各三十克、小米七十五克、蓮子二十五克、大棗十顆共煮成粥，加少許白糖當主食長期食用。

(3)不凍：春季氣候忽冷忽熱，要遵循「春捂」之說，不宜馬上脫下厚衣，換裝時應遵循「下厚上薄」的原則，先把上衣減掉一些，褲子可晚一些減，下身寧熱勿冷，以助養陽氣。特別是患有慢性支氣管炎、肺氣腫的老年人，有痛經史的年輕女性，初春時要盡量使身體「不凍不寒」。

(4)不靜：春天自然界陽氣開始升發，人體應該借助這一自然特點，重點養陽，養陽的關鍵是「動」，切忌「靜」，人們應積極到室外鍛練，但是老人春練不要太早，應在太陽升起後外出鍛練，鍛練前應喝些熱水、牛奶、蛋湯等熱湯飲，同時運動要舒緩。

(5)不怒：春季是肝陽亢盛之時，情緒易急躁，要做到心胸開闊、身心和諧。心情抑鬱會導致肝氣鬱滯，也使免疫力下降，容易引發精神病、肝病、心腦血管疾病等。

(6)不妄：老人本來陽氣相對不足，而春天是養陽的大好時機，如情欲妄

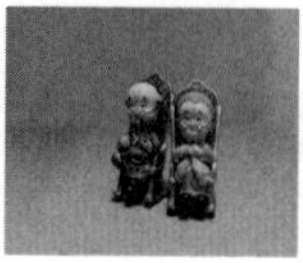

動，房事較頻，會耗氣傷精，進一步損傷陽氣，因此人們特別是老年人在春天應適當節制性欲。

2 老年人夏季運動指南

(1)夏季流行「輕運動」

常聽人說「冬練三九，夏練三伏。」但是從科學運動健身進行養生保健來說，老人並不適合在夏季進行強度大的運動健身。一、是由於天氣氣溫高、氣壓低、空氣濕度大，運動後身體大量出汗，造成血液黏稠度增高容易誘發中風、心肌梗塞等心腦血管疾病的發生。二、是老人身體功能衰退健身中易出現虛脫、頭暈眼花等症狀，所以老人夏季健身應選擇「輕運動」。

所謂「輕運動」就是體能消耗少、體能要求低、時間要求鬆的運動方式。如晚上回家不乘坐交通工具，步行回家，只要時間控制在一小時內，也可算「輕運動」；在家裡做健美操，每套二～三分鐘，十分鐘內完成兩套，堅持一～三個月，也是效果明顯的「輕運動」。除此以外，跳國標舞、練瑜伽、扭秧歌等都是「輕運動」中不錯的備選方案。

要在夏天運動，就要懂得夏天的規矩。就目前比較常見的幾種運動，我們給老年朋友制定出了一份「夏季運動菜單」。

夏泳，時間安排在早上六時左右比較合適，另外下午四～五時、晚上七～八時以後都是不錯的選擇。每次游十分鐘至半小時，每週大概二～三次即可。專家指出，夏季早晨的水溫較低，入水前要充分用冷水擦身，以使機體適應冷水的刺激，防止抽筋等意外的發生。夏夜炎熱，不少人喜歡晚上游泳，這是可取的，但普通人不要在晚上十時以後游泳，否則會因神經過於興奮造成失眠。

網球和羽毛球的禁忌則更多，由於多在室外，所以夏季打網球應選擇清晨和傍晚。早晨空氣清新，選擇這個時間可以使人整天都頭腦清醒。另外，在打球前不能吃早餐，也不能空腹，喝一杯水最好。晚上打球最好在飯後一小時，或者乾脆打完球再進餐。

針對參與者眾多的夏季長跑，專家指出，夏季長跑與冬、春兩季不同，體能消耗特別大，身體出汗多，疲勞恢復慢。長跑者要特別注意的是，不要因為天氣炎熱而不停喝水，此舉將導致體內礦物質和體能迅速流失。另外，長跑的速度快慢、時間長短應根據個人體質而定，心跳頻率應控制在「一百八十減去年齡」的範圍內，如六十歲的老人不能超過一百二十次／

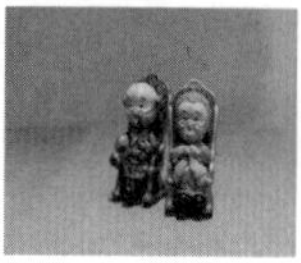

分。

健身球、撞球、手球和乒乓球等運動量不是太大的球類輕運動，比較適合老年人參與。乒乓球可增強四肢、腰部、背部肌肉的力量，提高機體的耐受力，有效地增強內臟功能，減緩衰老。健身球是一項既有娛樂性又有趣味性的器械運動，鍛練時手持兩個健身球，沿順時針方向有節奏地轉動。健身球能增強指、腕關節的韌性、靈活性；也能增強指力、掌力、腕力，對預防老年人指關節和腕關節僵直頗有好處。除此以外，玩健身球還能刺激手掌穴位，可反向性地調節中樞神經系統功能，發揮健腦益智、消除疲勞的作用。手球運動有競爭性，比賽時間短，運動量不大，然而趣味性非常強，比較適合老年人。手球運動鍛練可增強老年人腰背、四肢肌肉力量，也有健腦作用。撞球是一種集智力與體力、運動和娛樂為一體的健身項目，透過動腦、動腿及動手，讓老年人達到強身健體的目的。

(2)盛夏老年人怎樣鍛練才科學又安全

隨著全民健身運動的蓬勃開展，老年人更是晨練等的主力軍。打太極拳、舞劍、跳舞、步行鍛練、旅遊等到處能看到他們的身影，使老年人的生活更加豐富多彩，體育鍛練可以對血脂、糖耐量、冠狀動脈側支循環，血管順應性等諸多危險因素產生積極的影響。運動不僅鍛練了身體，也能調整老年人的心理狀態，但同時我們身邊時常有部分老人鍛練時發生骨折、跌跤，甚至心肌梗塞、中風等嚴重意外事件，這是我們不願意看到的，家屬更接受不了這樣殘酷的現實。

那麼這樣的意外我們該如何避免？如果你能做到以下幾點，就能在這個炎炎夏日最大限度地減少類似事件發生，保證鍛練的安全有效。

夏天鍛練四忌，運動還得慢點。

一忌：在強光下鍛練。中午前後，烈日炎炎，氣溫最高，切忌在此時鍛練，謹防中暑。夏季陽光中紫外線特別強烈，會灼傷皮膚。紫外線還可以透過皮膚、骨骼，影響到腦膜、視網膜，使大腦和眼球受損傷。

二忌：鍛練時間過長。一次鍛練時間不宜過長，以二十～三十分鐘為宜，以免出汗過多，體溫上升過高而引起中暑。如果一次鍛練時間較長，可在中間安排一～二次休息。

三忌：鍛練後大量飲水。夏季鍛練出汗多，如鍛練後大量飲水，會給血液循環系統、消化系統，特別是心臟增加負擔。同時，大量飲水會出汗

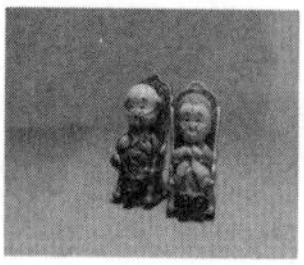

更多，使鹽分進一步喪失，從而引起痙攣、抽筋等症狀。

四忌：鍛練後立即洗冷水澡。夏季鍛練體內產熱快，皮膚的毛細血管也大量擴張，以利於身體散熱。如果遭到過冷刺激，會使體表已開放的毛孔突然關閉，造成身體內臟器官功能紊亂，大腦體溫調節失常，以致生病。

及時到醫院做運動功能評定、心功能評估，制訂運動處方。我們在長期的臨床觀察中發現，由於老年人對自身生理結構缺乏認識，對運動時間以及運動強度、頻率較難掌握，平時身體條件較好的老年人往往容易運動過量，導致心血管事件發生，而身體素質較差者又不敢動，易導致感染、靜脈栓塞等，走向兩個極端。對於老年人，特別是患有心血管疾病的患者，一定要對心臟功能以及其他影響運動的疾病有一個正確的評估。

小運動量開始，穩步增加，安全第一。老年人在運動前必須做一些關節柔韌性方面的運動準備，平時不運動者應從低強度開始，也就是老年人能承受的最低負荷量開始，當運動中沒有異常情況，而且沒有增加運動量的禁忌證，則可酌情逐漸增加運動強度和持續時間。這樣做可減少外傷和發生心臟意外的危險。

選擇安全運動方式。通常，散步、太極拳、國標舞等比較適合於老年人，它可以提供一種適當水準的有氧運動。其優點是不需要特殊的設備、技術和訓練，而且可以集體進行，是一種理想的非監護性運動方式。患者宜穿有彈性膠底鞋或軟底鞋以減少衝擊力和預防足部損傷。

運動時間的掌握。雖然老年患者運動強度較低，但運動時間的延長可以補償這種不足，通常老年人可間斷或連續在低水準下活動六十分鐘，而隨著鍛鍊日程後移，逐漸由低強度過渡到中等強度。這種低強度、較長時間、中間可以休息、強度穩定的鍛鍊方式已被證明能安全有效地改善心臟功能容量。

(3)老年人夏季運動叮嚀

叮嚀一：怎樣判斷運動量是否超量

老年朋友在進行體育鍛鍊時，往往由於控制不好運動量，造成身體的不適。因此，控制好運動量是十分重要的。下面我們向老年朋友介紹一些判斷運動量是否超量的方法。

透過心率來控制：鍛鍊後半小時內即能恢復平靜，心率、呼吸次數及情緒狀態均能恢復到鍛鍊前的水準。以心率為例，如果運動量過大，鍛鍊結束

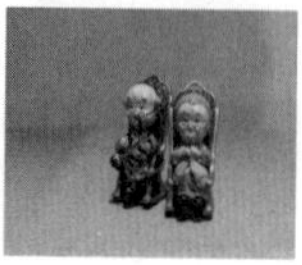

後五～十分鐘內，心率比鍛鍊前還要快六～九次／十秒，而且半小時內不能完全恢復平靜，這說明運動量過大了，應該進行調整，以降低運動量。

透過精神狀態來控制：鍛鍊後依然精神飽滿，精力充沛，沒有睏意，對學習、工作沒有不良影響。相反，如果精神萎靡、疲乏、頭昏、目眩，則說明鍛鍊的運動量過大了。

透過鍛鍊的出汗量來控制：鍛鍊達到剛出汗或出小汗的程度。不出汗說明運動量不夠，大汗淋漓說明運動量過大。

透過鍛鍊後的飲食來控制：一般來講，鍛鍊後食欲很好，食量也有增加，如果食欲下降，食量減少，說明運動量過大了。

透過工作效率來控制：透過體育鍛鍊，中老年朋友的體質增強，記憶力增強，學習與工作的效率提高，證實運動量恰到好處。如果身體消瘦多病，學習與工作效率下降，則說明鍛鍊的運動量掌握不恰當，應及時調整運動量。

叮嚀二：夏季運動「五不宜」

俗話說：生命在於運動。年輕人喜歡運動，老年人也不在話下。許多老年人夏季也積極進行健身鍛鍊，以達到強身健體、祛病延年的目的。但是由於夏季獨有的特點，若方法不當，不但難以達到健身目的，反而會有害健康。老年朋友們夏季鍛練要注意以下幾點。

①不宜「露」：鍛練的地點應選擇在有樹的陰涼地帶，不宜在日光照射下鍛練，更不宜赤膊露體鍛練。當感到太熱出汗時，可適當減小運動強度，放慢速度或休息一下，千萬不可脫掉衣服，讓涼風直吹身體；否則極易招致風邪侵襲而患病。

②不宜「激」：老年人對高溫環境適應性差，耐受力弱，運動時一定要量力而行，循序漸進，以舒適為宜，不可逞強，不宜激烈和持久。一般宜做些舒緩的活動，如散步、打太極拳、做健康操等。實踐證明，劇烈的運動不僅會消耗大量的體力、精力，而且極易誘發心腦血管疾病。

③不宜「急」：不要做無準備活動的鍛練，因老年人晨起後肌肉鬆弛，關節韌帶僵硬，四肢功能不協調，故鍛練前應先活動一下軀體，扭扭腰，抬抬腿，放鬆肌肉，活動關節，以激發身體運動的興奮性，防止因驟然鍛練而引發意外損傷。

④不宜「遲」：俗話說「一日之計在於晨」。夏日的清晨，空氣清新，氣候涼爽，尤其是太陽出來前，是鍛練的黃金時間，故而應選擇此時鍛練身

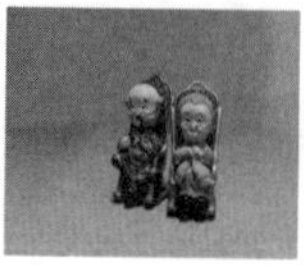

體為佳。應避免在中午或下午鍛練，因這時暑熱濕盛，驕陽似火，容易引起中暑或其他意外。

⑤不宜「空」：夏季天氣炎熱，鍛練時人體出汗多，水分消耗大，因此要及時補充足量的水分和鹽分，以保持機體水分和電解質平衡。鍛練前，最好適量喝些淡鹽開水或綠豆湯等，不僅可以補充水分，還有利於清熱解暑。

叮嚀三：夏季戶外運動如何防暑

戶外運動越來越被現在的中老年人所喜歡，特別是久居大都市的中老年人，喜歡利用週末節假日走出鋼筋混凝土森林，到郊區運動，呼吸大自然的新鮮空氣。依山傍水的景區，是都市中老年人群最喜歡的休息和運動場所。

夏季戶外運動，無論是登山還是涉野，中老年人首先都得考慮安全問題，一方面是準備應急藥物，比如暈車藥、中暑藥、腸胃藥、OK繃等。另一方面行裝要輕便，要穿適合運動的衣服，除了必須物品外，盡量少帶無關緊要的東西。

中老年人暑期出遊更要注意防暑。夏季氣溫高，排汗多，外出旅遊最易發生中暑。那麼，在夏季外出旅遊時應注意以下幾點預防中暑：

①穿淺色衣服：夏季外出旅遊時應穿白色、淺色或素色衣服，因為白

色、淺色或素色的衣服吸熱慢，穿著涼爽，不易中暑。

②戴隔熱草帽：紡織草帽的原料多為空心的，裡面儲存有一定數量的空氣，而空氣是熱的不良導體。另外，草帽對陽光還有一定的折射作用。

③中午要休息：早晨空氣新鮮，氣候涼爽。因此，夏季外出旅遊時，出發時間應該早些，到了中午就休息，下午三、四點鐘以後再進行旅遊活動。

④多喝鹽開水：夏季高溫，出汗過多，體內鹽分減少，而多喝開水或鹽開水，可以補充體內流失的鹽分，從而防中暑。喝鹽水時，要少量多次地喝，才能產生預防中暑的作用。

⑤帶防暑藥：夏季中老年人外出旅遊時應該帶些防暑藥物。如人丹、清涼油、萬金油、綠油精、薄荷錠。一旦發生中暑，應將患者抬到陰涼通風處躺下休息，然後為其解開衣扣，用冷毛巾敷在頭部和頸部，並擦些薄荷條。如果患者昏倒，可用手指掐壓其人中穴或針刺雙手十指指尖的十宣穴位，待好轉時再送往附近的醫院治療。

除了以上方法，有時候一些小工具也能幫上很大的忙，比如濕紙巾。中老年人外出運動可不像家裡，可以很方便地洗臉洗手。特別是爬山的時候，很可能半天都找不到有水的地方，這時候濕紙巾就派上大用場了。夏季出

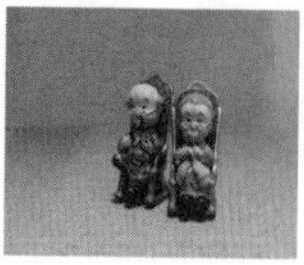

遊，特別推薦濕紙巾，除祛汗清潔效果不錯外，在炎熱難受的時候用上一片，便能立刻感受到涼爽。

實際上，對於防暑最關鍵的還是中老年人自己的日常生活習慣、身體狀況。如何從生活中提高中老年人對中暑的抵抗力？

充足的睡眠，合理安排休息時間，保證足夠的睡眠以保持充沛的體能，以達到防暑目的。此外，科學合理的飲食也至關重要。吃大量的蔬菜、水果及適量的動物蛋白質和脂肪，補充體能消耗，切忌節食。做好防曬措施，室外活動要避免陽光直射頭部，避免皮膚直接吸收輻射熱，戴好帽子、衣著寬鬆。合理飲水。每日飲水二～三千CC，以含氯化鈉百分之〇．三～百分之〇．五為宜。飯前飯後以及大運動量前後避免大量飲水。

總之，運動是好事，老年人運動的時間越來越少，導致體弱多病。因此，應該多提倡戶外運動，走出城市環境，多接觸大自然，才能在身體和精神上得到更好的放鬆。

叮嚀四：運動過度提防心臟病突發

夏季老年人健身過度當心心臟病突發。每天鍛練身體，對男性朋友而言，自然是一個養生好習慣，而且也能保持健美的身材，不過，凡事要適度，小心運動健身招致大病，尤其夏天是老年男性心絞痛或心肌梗塞發病的高峰季節。

一般來說，因為夏季天熱，人們易出汗，心腦血管病發病率總體上說在一年當中是比較低的。對於高血壓患者來說，雖然夏季出汗多但有利於降壓。影響血壓波動的因素有很多，其中與患者的性格、情緒有很大關係。如A型性格的人比較急躁，容易發怒，在夏季高溫的情況下，一些患者的血壓因情緒煩躁、發怒突然高起來的話，容易發生腦出血，帶來生命危險。另外，當血壓升高時，一些患者根據經驗習慣用藥自行加量或增加種類，這樣又容易導致降壓過度；同時，由於夏天出汗多，若喝水不夠的話，血液的黏稠度會增大，高血壓患者特別容易出現腦血栓情況。

雖然說夏季對心腦血管系統疾病而言，總體發病率較低，但對於冠心病患者中的特殊人群，由於天氣炎熱，出汗太多，情緒易於激動，反而容易出現嚴重的心絞痛或心肌梗塞。高溫容易導致的煩躁，對於冠心病人群來說，非常不利。因為生氣、情緒波動是冠心病發病的重要誘發因素。發怒的話會使心跳次數增加，加大心肌缺血的機會。所以，這類患者在夏天，特別是在高溫狀況下，應注意穩定情緒，按時用藥，一定要注意抗凝治療，這樣可以

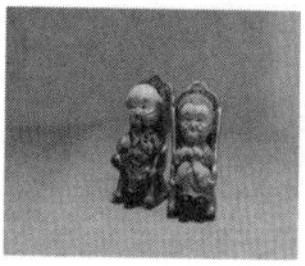

發揮預防血栓形成的作用，從而降低腦梗塞、心肌梗塞或嚴重心絞痛的發生率。

夏季高溫也容易造成老年人心衰。心衰就是心力衰竭，是各種心血管疾病發展到嚴重階段出現的臨床綜合症。心衰是造成老年人住院和死亡的首要因素，而夏天出現三十四℃以上的持續高溫天氣是心力衰竭的高危因素。因此需去除對心臟不利的各種因素，把血壓控制在正常範圍內，避免情緒激動和勞累。同時，有的心腦血管疾病患者因為天氣炎熱生怕中暑而大量飲水，醫學專家強調，過量飲水反而會加重心臟負擔，誘發心衰的發生；另外，天熱時，人們心跳加快，增加了心臟負擔所以也會誘發心衰發生；同時如果因天熱而導致心腦血管疾病患者休息不好、睡眠不足、情緒不穩而引起心跳增快、心肌耗氧量增多，也會促使心衰的發生。有的心衰患者夏天好吃較涼的食物或冷飲，這方面一定要節制，西瓜、冷飲不要吃太多。

叮嚀五：夏季靜心養身小動作

夏季容易讓人心煩。醫學研究證實，夏天當氣溫超過三十五℃、日照超過十二小時、濕度高於百分之八十的時候，對人體情緒調節中樞的影響就明顯增強。由於機體抗病能力減弱、長時間獨處等原因，老人們的夏季心煩指數會比年輕人更高。下面提供給老年朋友們幾個能緩解煩躁心情的小動作，不但能迅速心氣平和，還能夠活血通經，對保健大有益處。

①雙手握拳：端坐，兩臂自然放於兩股之間，調勻呼吸，然後兩手握拳，用力緊握。吸氣時放鬆，呼氣時緊握，可連續做六次。隨呼吸而用力，對於調氣息及血液循環有好處。當用力握拳時，可以產生按摩掌心勞宮穴的作用，具有養心的功效。

②推手搓臂：端正坐好，將雙手伸直，兩手的掌心相對平放在胸的正前方，這時候右手的食指可以順著左手中指的最末端並且沿著手掌的中心線向前推移，一直到手肘窩的中心，做二十五次，用右手食指從左手小指尖端沿手掌靠身體一側推移至肘窩，做二十五次；換手，用左手推右手，方法同上，分別推二十五次。具有清心、祛火、除煩的功效。

③上舉托物：端坐，左手按於右腕上，兩手同時舉過頭頂，調勻呼吸。呼氣時，雙手用力上舉，如托重物，吸氣時放鬆，反覆做十～十五次，左右手交換，再做一遍，動作如前。具有疏通經絡、行氣活血的功效。

④閉目吞津：端坐，兩臂自然下垂，置於股上，雙目微閉，調勻呼吸，口微閉，如此靜坐片刻，待口中津液較多時，將其吞嚥，可連續吞嚥三次。

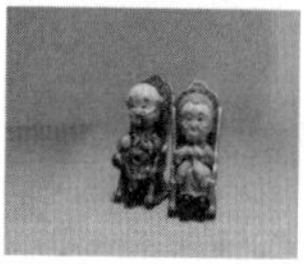

然後，上下牙叩動（即叩齒）十～十五次。可以養心安神、固齒、健脾。

練習時宜選擇安靜、涼爽、空氣流通的地方，每日至少一次。

3 老年人秋季運動指南

(1)最佳運動推薦

春夏養陽，秋冬養陰，秋天人體的陰精陽氣正處在收斂內養的階段，所以運動量不要過大，也別出太多汗，以輕鬆平緩最好。一般來說，秋季各種運動都適合做，但更推薦以下四種運動：慢跑、太極、健身操和登高。

①慢跑能改善心臟功能、腦的血液供應和腦細胞的氧供應，減輕腦動脈硬化，老少皆宜。一天中如果抽出四十分鐘左右慢跑，不但會少染疾病、增強體質，精力也會日益充沛起來。慢跑最好安排在傍晚，老年人則以下午三、四點鐘為宜。跑步還能有效地刺激代謝，增加能量消耗，有助於減肥健美。對於老年人來說，跑步能大大減少由於不運動引起的肌肉萎縮及肥胖症；減少心肺功能衰老的現象；能降低膽固醇，有助於延年益壽。近來，科學家還發現，堅持慢跑者得癌症的機會比較少。

②打太極拳要求鬆靜自然，這使大腦皮層一部分進入保護性抑制狀態而

得到休息，使大腦功能得到恢復和改善，消除由神經系統紊亂引起的各種慢性病。太極拳要求「氣沉丹田」，有意地運用腹式呼吸，加大呼吸深度，因而有利於改善呼吸功能和血液循環。透過輕鬆柔和的運動，可以使年老體弱的人經絡舒暢，新陳代謝旺盛，體質、功能得到增強。

③健身操也是鍛練身體的好方法。健身操作為一項有氧運動，具有所有有氧運動的健身功能，如全面提高身體素質，提高心肺功能和肌肉耐力，促進肌體各組織器官的協調運作，使人體達到最佳功能狀態。此外，健身操不同於其他有氧運動項目之處，在於它是一項輕鬆、優美的體育運動，在健身的同時，帶給人們藝術享受，使人心情愉快，陶醉於鍛練的樂趣中，減輕了心理壓力，促進身心健康發展，從而更增強了健身的效果。

④登高的保健作用是能使肺通氣量和肺活量增加，血液循環增強，腦血流量增加，小便酸度上升。由於氣候的獨特，氣象要素的變化對人體生理功能還有些特殊的益處。登山時，隨著高度在一定範圍內的上升，大氣中的氫離子和被稱作「空氣維生素」的負氧離子含量越來越多，加之氣壓降低，能促進人的生理功能發生一系列變化，對哮喘等疾病還可以發揮輔助治療的作用，並能增高貧血患者的血紅蛋白和紅細胞數。

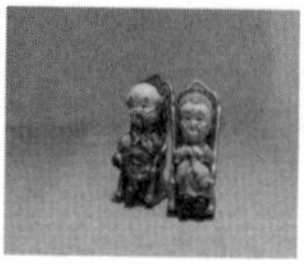

(2)秋季鍛練宜忌

秋季鍛練最好把握一定的量，覺得自己微微出汗即可，這樣鍛練後會感到輕鬆舒適。相反，即興加量練習，一曝十寒，這很不好。負荷量的遞增因人而異，如初練慢跑時可嘗試由三分鐘增至五～十分鐘。

室外運動半小時最佳：

晨練的時間一般以三十分鐘為最適宜，而中老年人則可多進行一些增強肌肉協調和柔韌性的運動，像慢走和打太極拳等活動，這些運動會保持肌肉、器官的穩定性。街道社區裡常有婆婆媽媽扭腰跳舞，這種活動就不適宜老年高血壓患者，老年高血壓患者在選擇運動項目時，最好能到專科醫生那裡聽取建議。可選擇有氧運動，如散步、慢跑、游泳、騎自行車、打太極拳等。在運動時配合做深呼吸，排出更多的二氧化碳，這樣能使血管鬆弛，達到降壓的作用。

①晨跑鍛練，路邊不宜：很多人喜歡的慢跑是一種很好的鍛練方式，慢跑能增強呼吸功能，使肺活量增加，心肌功能增強，但是秋季氣候乾燥，灰土容易飛揚起來，在馬路邊跑步，會使健身者吸入更多的灰塵和汽車排出的有害氣體，無形中增加了對身體的損害。所以，晨跑或做其他鍛練，最好選

擇在公園等這樣安靜乾淨的地方進行。

②慢性病患者小心晨練：一些心律不齊、腎功能不好、貧血和肝臟有問題的老年人都要注意最好不要進行晨練，或者在運動醫學專家的指導下，進行一些小運動量的活動。糖尿病患者最不適宜早晨鍛練；有心血管問題者，建議較適宜的鍛練時間為下午或黃昏。上午六～九時，人體血小板聚集率高，容易形成血栓。晨練在空氣清新的室外進行當然是最好不過，但如果天氣不好，只能轉戰室內時，一定要保證空氣的流通，還可以放些舒緩的音樂來調節氣氛。

③注意衣著，防止感冒：秋季和夏季不同，清晨的氣溫已經開始有些低了，千萬不能起床就穿著單衣到戶外去活動，老人早晨醒來後不要馬上起床，因為老年人椎間盤鬆弛，突然由臥位變為立位可能會扭傷腰背部。

④晨練之前先喝點水：清晨時機體相對缺水，血液黏度相對較高，而運動時呼吸節奏加快，皮膚毛孔擴張，引起顯性或不顯性出汗，會使身體缺水的狀況加重。即使運動後再大量飲水，水進入體內參與代謝往往要經過半個小時，才能到達機體的各個組織。專家建議，晨練前適當補水，可使循環血量增加，血液黏度降低。但切記補水要少量多次，不要一次飲水過多，一次

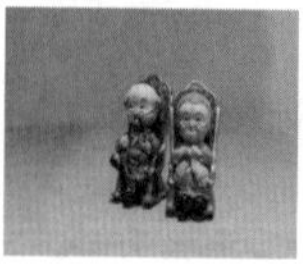

以一百五十～二百CC為宜，以免突然增加心臟及胃腸道的負擔，間隔十五～二十分鐘，再補充一百五十～二百CC。運動量大的人，可以在水中加入適量的食鹽和白糖。飲水能夠降低血液濃度，使動脈管腔變寬，血液循環順暢，有助於在鍛鍊時預防心腦血管疾病發生。

⑤做好準備，防止拉傷：對於任何一種運動來說，準備活動都是必須的。因為人的肌肉和韌帶在秋季氣溫較低的情況下會反射性地引起血管收縮、黏滯性增加，關節的活動幅度減小，韌帶的伸展度降低，鍛鍊前若不充分做準備活動，容易導致拉傷。

⑥最好出太陽後再晨練：有些人喜歡天剛亮就出家門進行鍛鍊，這也是不科學的。經過一個晚上，在空氣中的污染物比較多，呼吸了這些污濁的空氣對人體會產生有害的影響。太陽出來之後，植物光合作用增強，空氣中的氧含量增高，污染物在空氣中進行一定的稀釋分解，空氣品質就會相對好一些，在這樣的情況下進行晨練活動，就比較適合人體的新陳代謝。另一方面，太陽出來後氣溫回升，也可以避免冷空氣對血管的突然刺激，減少心肌梗塞、腦梗塞發生機率。

⑦重視早晚餐：「早吃好，午吃飽，晚吃少」已成為極其重要的飲食養

生原則。然而，對秋季早晨進行體育鍛練的人來說，晚餐簡單清淡而又吃得少，其營養就難以滿足第二天清晨運動的需要，甚至出現低血糖，於健康不利。早起後，消化系統和整個身體功能處於惰性狀態，若進食後再運動，可能造成不適感。因此，對習慣空腹晨練者，應重視晚餐，把晚餐做得豐盛一些，吃得好一點，以便為次日晨練提供必需的能量。不過晚飯也不能吃得過飽，以免影響睡眠。至於晨練運動量較大或持續時間較長者，最好早晨先吃一些易於消化的食物，等休息二十～三十分鐘後再進行鍛練，以免影響身體健康。研究證明，晨起空腹進行鍛練，其主要能量來源是脂肪，血液中游離脂肪酸會明顯增加，對老年人來說，有可能引起心律失常、心肌梗塞，甚至發生猝死。

⑧晨練後不要馬上進食：清晨時，機體尚未消除一夜睡眠所出現的低體溫、低基礎代謝的狀態。如果鍛練前準備活動不充分，熱身不到位，清晨較冷的空氣會對鼻腔、氣管、食道產生暫時的降溫作用，使機體出現「冷適應」。鍛練結束後，若馬上就吃剛做好的稀飯、包子、豆漿等熱乎乎的食物，會使得處於冷適應狀態下的食道黏膜層及附近組織的毛細血管和稍大些的血管，不能一下子承受過燙食物的刺激，而出現暫時性的調節功能紊亂。

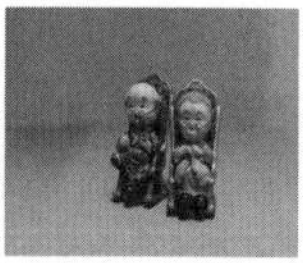

因此，晨練後不要立即進食過燙的食物，應先喝幾口溫開水，讓食道和胃有個適應的過程，避免造成損傷。

(3)秋季鍛練九大法則

秋季是一個非常好的季節，氣溫適度，氣候宜人，在這樣的季節養成鍛練的習慣，讓身體受到良性的刺激，會更加容易適應進入冬季後氣候的變化。鍛練還能增強體質，增進機體的耐寒抗病能力，提高心血管系統的功能，增加大腦皮質的靈活性，保持清醒的頭腦和旺盛的精力。鍛練後胃液分泌增多，腸胃蠕動加快，可以提高消化和吸收功能。像慢跑、做操、打太極拳、散步、登山、打乒乓球、羽毛球等都是適合秋季的運動，您可以根據自己的愛好選擇。

鍛練法則一：注意衣著，防止感冒

秋季出去鍛練時應該多穿件寬鬆、舒適的外套，等準備活動做完或鍛練一會兒身體發熱後，再脫下外衣，免得室內外溫差太大，身體不適應而著涼感冒。鍛練後如果汗出得多，在往回走的路上也要先穿上外套，等回到室內再脫去汗濕的衣服，擦乾身體，換上乾燥的衣服。秋季鍛練時切忌不熱身就背心短褲上陣，穿汗濕的衣服在冷風中逗留也容易傷風感冒，應該盡量避

免。

鍛練法則二：及時補水，防止秋燥

從潮濕悶熱的夏季進入秋天，氣候一下子乾燥起來，溫度也降低不少，人體內容易積一些燥熱，而且秋季空氣中濕度減少，容易引起咽喉乾燥、口舌少津、嘴唇乾裂、鼻子出血、大便乾燥等症狀。再加上運動時喪失的水分會加重人體缺乏水分的反應，所以，運動後一定要多喝開水，多吃梨、蘋果、乳類、芝麻、新鮮蔬菜等柔潤食物，或是平時多喝冰糖梨水、冬瓜湯等食物，來保持上呼吸道黏膜的正常分泌，防止咽喉腫痛。

如果運動量較大，出汗過多，可在開水中加少量食鹽，以維持體內酸鹼平衡，也可以適當的喝一些含電解質的運動飲料，防止肌肉出現痙攣。如進行長跑鍛練，還要飲用適量的糖水，以防低血糖，出現頭暈、出虛汗、四肢乏力等不良生理反應。

運動時補水不能在運動前或運動後一下子喝很多，運動前喝多了容易造成腸胃負擔加重，而且一動起來胃裡洸洸響也影響鍛練。運動後猛喝會帶走大量的電解質，部分流出體外，對身體不好。運動時飲水最好能分次少量飲用，比如鍛練二十分鐘，喝一百五十～二百CC的水。

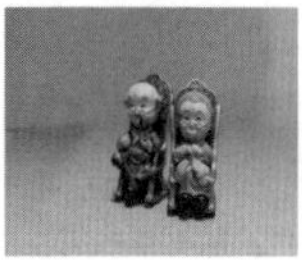

鍛練法則三：做好準備，防止拉傷

對於任何一種運動來說，準備活動都是必須的，我們常常見到一些老人參加團體性的鍛練活動，往往是把自行車或三輪車往路邊一停就開始了，很多年輕人更是出門就開始跑，一點兒放鬆關節和韌帶的活動都沒有，這是比較危險的。

因為人的肌肉和韌帶在秋季氣溫較低的情況下，會反射性地引起血管收縮、黏滯性增加，關節的活動幅度減小，韌帶的伸展度降低，神經系統對肌肉的指揮能力在沒有準備活動的情況下也會下降，鍛練前若不充分做好準備活動，會引起關節韌帶及肌肉拉傷，嚴重影響日常的生活，鍛練反而成了一種傷害。所以無論多大年紀，在鍛練之前準備活動都要做，時間長短和內容可以因人而異，但一般應該做到身體微微有些發熱比較好。做完準備活動後，無論進行舒緩或較急促劇烈的活動，身體都能適應，才能達到鍛練的目的。

鍛練法則四：循序漸進，切忌過猛

有的人覺得運動量大身體才能練好，其實不然，運動跟吃飯睡覺一樣，都是適度才好。運動量過大或過小都對健康沒有好的影響，只有適當的運動才能發揮健身防病的作用。不運動身材容易變胖，體內各個器官的功能都會下降，直接引起身體的抵抗力和應激能力降低，導致各種疾病；運動過度則會大量消耗體力而得不到恢復，日子久了反而積勞成疾。

秋季鍛練和其他季節鍛練一樣，運動量應由小到大，循序漸進。鍛練時覺得自己的身體有些發熱，微微出汗，鍛練後感到輕鬆舒適，這就是效果好的標準。相反，如果鍛練後十分疲勞，休息後仍然身體不適、頭痛、頭昏、胸悶、心悸、食量減少，那麼您的運動量可能過大了，下一次運動時一定要減少運動量。

從中醫理論講，秋天是一個人體精氣都處於收斂內養的階段，所以運動也應順應這一原則，即運動量不宜過大，切勿弄得大汗淋漓，以防出汗過多造成陽氣耗損。運動宜選擇輕鬆平緩、活動量不大的項目，適時有度、循序漸進地進行。當周身微熱，尚未出汗時就可以停止，以保持陰精的內斂，不使陽氣外耗。

鍛練法則五：運動保護，預防損傷

運動中要注意運動的方法，除了做好充分的準備活動外，運動的幅度、強度都要重視，不要勉強自己做一些較高難度的動作。

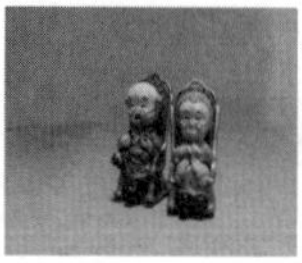

中老年人的鍛練要「留有餘地」。現在一些中老年人為了鍛練每天都去爬山，精神固然可嘉，但你是否考慮過自己身體能不能經受這樣的考驗呢？老人光靠自我感覺良好有時是非常危險的。老人在拉伸胳膊和腿的時候尤其要注意，免得出現拉傷。另外，中老年人不太適合參加競技類的運動。中老年人和年輕人相比，對身體某些具有報警性質的症狀感覺不大明顯，還有些中老年人比賽的時候爭強好勝，計較輸贏，弄不好就會引起心絞痛或者骨折等意外。因此，大多數中老年人宜進行比較柔和的活動項目，即使參加比賽，也不要把輸贏看得太重，量力而行，不要去「拼命」，像接不到的球不要硬接，跑不完的長路就不要再跑。

健身運動應結合每個人自己的健康狀況來合理安排，每一種運動都會消耗一部分能量，產生各種代謝產物，並打破身體內原有的平衡狀態，因此，恢復過程實際是運動的一部分，只有透過適當的休息、補充營養和理療等方式使機體重新恢復和建立新的平衡，整個身體才能保持健康的狀態。如果不經過充分休息就再次進行劇烈的運動，機體的負擔會進一步加重，使代謝產物堆積，機體內的平衡嚴重失控，如果不能透過必要的醫療方式予以矯正，就會向疾病方向發展，不但達不到健身的目的，而且導致健康的損害。

另外，秋冬季心肌梗塞的發病率會明顯提高，本身有高血壓的老年人秋冬之交時血壓往往要較夏季增高二十毫米汞柱，因此容易造成冠狀動脈循環的障礙。所以鍛練前最好能在晨起時喝杯白開水，以沖淡血液。運動方式更要選擇舒緩的，免得在鍛練中發生意外。

鍛練法則六：晨起鍛練不能空腹

有的人習慣早上起床就先去鍛練，練完再吃早飯，這樣對身體不太好。因為運動時身體會消耗大量的能量，經過一夜的消化和新陳代謝，前一天晚上吃的東西已經消化殆盡，身體中基本沒有可供消耗的能量了，如果在腹中空空、饑腸轆轆時鍛練，很容易發生低血糖，對老年人來說更為嚴重。所以起床後運動前應該適當喝些糖水或吃點水果，這樣讓身體得到一些啟動的能量，會更有利於健康。運動結束後，可以休息二十～三十分鐘，使心肺功能恢復到穩定狀態，同時胃腸系統有適當的準備，然後開始進食。

鍛練法則七：酒足飯飽不宜運動

現代人的生活習慣已經很少是「日出而作，日落而息」了，晚上睡得晚，早上工作又多，不少人沒有時間早上鍛練，所以有人就把鍛練的時間定在了晚飯後。能夠堅持鍛練是件好事，不過飯後立即進行運動，哪怕是散步

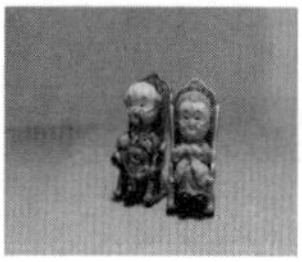

也是不利於健康的。這是因為飯後消化系統的血液循環大大增加，而身體其他的部位血液循環就會相對減少，如果馬上開始運動，消化的過程受阻，胃腸容易生病。所以飯後三十分鐘後再進行運動為好。另外，有冠心病、高血壓伴隨腦動脈硬化的患者，胃手術後、胃下垂、體虛及肝炎患者不宜在飯後用散步作為鍛練的方式。

鍛練法則八：鍛練同時保證睡眠

健身運動一定要在最佳的精神狀態和生理狀態下進行，用飽滿的情緒投入到健身運動中，才能取得身體鍛練的成果和精神情趣的愉悅。如果在情緒低落、萎靡不振、體力下降或身體傷病時強行運動，輕則加重器官的負擔，重則損害機體的功能，所以進行鍛練也要在睡眠充足、精神飽滿的時候進行。

俗話說「春睏秋乏」，進入秋季氣候宜人，日照時間變短，利用這一好時機盡可能保證睡眠充足，不僅能恢復體力、保證健康，也是提高機體免疫力的一個重要手段。所以，在秋季要遵照人體生理時鐘的運行規律，養成良好的睡眠習慣，這時再加上有序適當的鍛練，身體才能越來越好。

鍛練法則九：調整飲食，增強體力

秋季鍛練可以增強身體的抵抗力，為冬季抵禦寒冷和各種秋冬換季時容易侵擾我們的疾病積蓄力量。同時，由於夏天天氣炎熱，體內的能量消耗較大，人們普遍出現食欲不振的現象，造成體內熱量供給不足。

到了秋天，天氣轉涼，人們都會食欲大增，使熱量的攝入大大增加。再加上氣候宜人，使人睡眠充足，為迎接寒冷冬季的到來，人體內還會積極地儲存禦寒的脂肪，因此，身體攝取的熱量多於散發的熱量。所以，在秋季既要多吃有營養的東西，增強體力，另一方面也要小心體重增加，尤其是本身就肥胖的人。注意多吃一些低熱量的減肥食品，如小紅豆、蘿蔔、竹筍、薏仁、海帶、蘑菇等，不吃過於油膩的食物，免得加重腸胃負擔，使體溫、血糖上升。

秋季氣候乾燥，容易疲乏，應該多吃新鮮少油食品和含維生素、蛋白質較多的食物，像胡蘿蔔、藕、梨、蜂蜜、芝麻、木耳等，養血潤燥，提高抗秋燥、抗病能力。其次，在秋季還應注意提高熱量的消耗，有計劃地增加運動，多爬山、散步，既可心情舒暢，又能鍛練減肥。

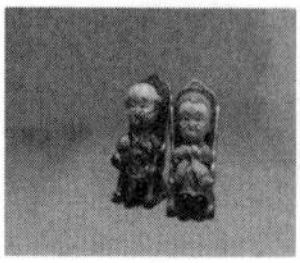

(4)老年人秋季運動叮嚀

叮嚀一：正確鍛練最重要

隨著氣溫的下降，我們已經漸漸感覺到了秋天的腳步。氣候宜人的秋季，讓那些原本因為酷暑而疏於運動的人們又有了運動的興致。特別是一些老年人，在戶外運動的時間也有所增加。然而要注意的是，季節的更替會讓我們的生理功能發生變化，比如會出現秋乏、秋燥等現象，還容易發生運動損傷。如何養生健身，秋季鍛練有學問。

(1)秋天鍛練提高耐寒能力。

秋高氣爽，氣溫適宜，秋季可謂鍛練的好時節。秋天經常參加健身活動，不僅可以調心養肺，提高內臟器官的功能，而且還有利於增強各組織器官的免疫功能。秋季晝夜溫差變化比較大，運動能給身體以良性的刺激，使人的體溫調節機制處於緊張狀態，有助於提高人對環境變化的適應能力，提高心血管系統的功能，從而更容易適應進入冬季後的氣候變化。

(2)如何進行冷水浴鍛練。

所謂冷水浴，就是用五～二十℃的冷水洗澡。秋季的自然水溫正是在這一範圍內，因此很適合開始冷水浴鍛練，可以逐漸持續至深秋，甚至是冬季。冷水浴的保健作用十分明顯。首先，它可以加強神經的興奮功能，使人感到頭腦清晰。第二，冷水浴可以增強人體對疾病的抵抗能力，被稱作是「血管體操」。第三，洗冷水浴有助於增強消化功能，對慢性胃炎、胃下垂、便祕等病症有一定的輔助治療作用。據日本的研究者報導，哮喘兒童如每天用冷水沐浴一分鐘或用冷水淋浴三十秒鐘，有可能防止哮喘發作並減少對藥品的需要。

冷水浴鍛練需循序漸進。洗浴部位應由局部到全身，水溫應由高漸低，洗浴時間也應由短漸長。常見的冷水浴鍛練有以下四種。①頭面浴：即以冷水洗頭洗臉。②腳浴：雙足浸於水中，水溫可從二十℃左右開始，逐漸降到五℃左右。③擦浴：即用毛巾浸冷水擦身，用力不可太猛，時間不宜太長。④淋浴：先從三十二℃左右溫水開始，漸漸降到用自來水洗浴。

冷水浴並非適合每個人。患有嚴重高血壓、冠心病、風濕病、空洞性肺結核、坐骨神經痛以及高熱患者都不可進行冷水淋浴。

叮嚀二：飲食與情緒調理

除了運動，老人腸胃功能相對薄弱，還應該特別注意飲食調理。老人的食物應以溫軟為宜，多食味甘性平之品。暮秋時節，精氣開始封藏，此時進

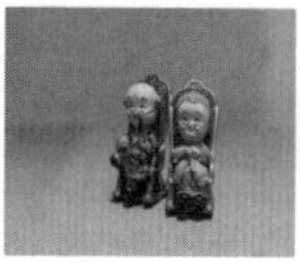

食些滋補的藥食較易被機體吸收，對體弱多病的老人更有調養、康復、祛病延年之功效，如西洋參、黨參、太子參、茯苓、北沙參、麥冬等。板栗有百果之王的美稱，既可以補脾健胃，又能夠補腎強筋，每天吃幾顆栗子，有利於補養元氣，強壯腎精。

秋季氣候乾燥，老年人常因津液不足而出現口乾舌燥、大便祕結等症狀。此時可以多吃一些潤肺生津的食物，如梨子、百合、麥冬、荸薺、山藥、蓮子、藕、蜂蜜等食物。粥能和胃健脾、潤養肺燥，老幼體弱者皆宜。藥粥為秋日佳品，適當多食大有裨益，如梨粥、芝麻粥、菊花粥、胡蘿蔔粥、茯苓粥、紅棗粥和百合粥等，皆為藥食兩宜的物品。老人腸胃對冷的刺激比較敏感，秋季盡量少吃一些生冷食品；秋燥當令，應少吃辛辣食品。

此外，調節情緒大概是老人秋季養生最玄妙的一點了。深秋時節晝短夜長，景物肅殺的自然環境，陰霾寒冷的天氣，會使老年人觸景生情，引起情緒的波動。此時必須進行心理調整，主動尋找生活情趣；多參加一些健身娛樂活動，常與親友交談，傾吐內心的情感；常進行自己所愛好的琴棋書畫、養鳥養魚、讀書寫作和郊遊垂釣等活動，調整情緒，昇華情趣，達到心曠神怡的理想境界，保持良好心態，這才是老年人健康長壽的秘訣。

叮嚀三：秋季運動要注意護腰

老年人秋季運動要注意護腰。腰是人身體非常重要的一個部位，要特別注意保護。尤其是老年人，一旦傷著了就麻煩了。下面就來介紹老年人護腰的一些鍛練方法，希望對您有所幫助。

①轉腰：在平地站立，雙腳與肩同寬，雙手叉腰，調勻呼吸，以腰為軸，上身保持直立狀態，胯部按順時針方向水準旋轉，然後按逆時針方向做同樣的動作，速度均勻，不要太快太猛，各做二十次左右。

②彎腰：站立，雙腳與肩同寬，雙手叉腰，腰部前屈後展各十次左右。

③捶腰：雙腿稍微彎曲，雙臂自然下垂，雙手輕握成拳，腰部按照順時針、逆時針方向扭動，雙臂隨之擺動，一前一後輕輕捶打在腰部和腹部，連續二十個循環。

◆生活中要注意的細節如下：

A搬重物時要量力而行，搬時用力不要過猛。先活動一下腰部，運好氣，然後慢慢將重物抬起，移動到位後輕輕放下。

B已有腰痛症狀者，應減少工作量，適當休息。腰痛症狀較重、發作頻繁者，應當停止工作，保證絕對休息。睡床要軟硬適中，使腰肌得到充分休

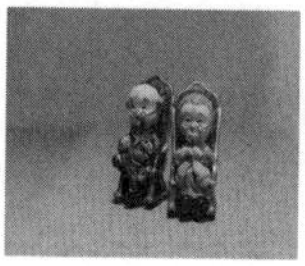

養。

C洗漱時的正確姿勢應是膝部微屈下蹲，然後再向前彎腰，這樣可以在很大程度上減小腰椎間盤所承受的壓力。

D洗衣服時洗衣盆的位置不要太低，以防腰部過度前屈；洗完後不要立即直腰，應先稍微活動一下，防止腰扭傷。

E灶台、洗碗台、案板的高度以人在操作時稍稍彎腰較合適。在廚房工作時，腰部若過度前屈或後伸會引起腰扭傷並導致腰椎間盤突出症。

F座位高低應合適，座位的高度應以大腿與上身的角度大於九十度為宜。不要坐小板凳、低沙發。正確坐姿應為直腰、含胸。靠背下方最好放一軟墊，可使腰椎保持生理曲度。

G看電視或做其他事情時，保持一個姿勢的時間不要過長。每隔一個小時左右就要站起來活動活動，讓緊張的腰肌鬆弛一下，可以有效地防止腰痛。

叮嚀四：秋季關節炎易發，不要鍛練半蹲

人的膝關節是一個活動範圍很大的負重關節，幾乎承受著全身的重量。所以，當人們步入老年以後，膝關節最容易老化。老化後的膝關節往往容易

發生骨關節炎。膝關節骨關節炎主要是關節軟骨的病變。原來有一定厚度、富有彈性、表面光滑、呈淡藍色、具有光澤的關節軟骨，由於某些原因發生退行性變化後，先是關節的顏色變成微黃，失去了光澤，而後其表面變得粗糙不平，甚至發生龜裂、脫落，有的碎片還會游離在關節內，而且軟骨的厚度會變薄。隨後關節囊及其周圍韌帶會發生鬆弛且失去彈性，關節滑膜開始萎縮或增生，分泌的滑液會減少或增加，從而引起關節活動範圍縮小或關節反覆腫脹、疼痛等。

據悉，中老年人群易患膝關節骨性關節炎，膝關節出現疼痛症狀後應減少活動量，深蹲和爬山等活動會加重病情。減輕體重、減少關節的損傷和負重，在骨關節炎的治療中有十分重要的作用。此外，一些老人鍛練時，喜歡半蹲做膝關節前後左右的搖晃動作，這也是不可取的。半蹲時髕面壓力最大，搖晃則會更加重磨損，致使膝關節骨性關節炎的發生。專家建議，患膝關節骨性關節炎的中老年人鍛練身體，最好採取散步、游泳、騎自行車等方法。換季時，要注意保暖。可以穿厚些的衣服和襪子。洗澡時用熱水擦洗，多用熱水泡腳，熱敷膝關節。

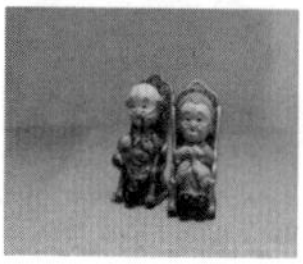

4老年人冬季運動指南

(1)冬季最佳運動

俗語說「冬藏」，但這並非讓你和動物冬眠一樣一動不動。只是因為天氣和身體調節的各種因素，冬季不再適合讓你大汗淋漓的春夏型運動了。中醫專家指出，冬天應該選擇一些輕鬆的、活動量小的運動項目。那麼就有很多人會問冬天健身適合做什麼運動呢？

①慢跑：慢跑是一項很理想的運動項目，能增強血液循環，改善心肺功能。

②徒步：徒步只要持之以恆對身體是有很多的好處的，而且能夠使人擺脫疲乏的狀態，但是徒步做起來也是有很多的注意事項的，不過跟其他的一些健身運動相比較，徒步是最容易做又是什麼人都可以做的。下面介紹徒步的幾種方式。

第一種，散步式。功效是可緩解壓力。每次二公里左右；散步頻率每分鐘五十~七十步，每週三~五次，步態放鬆。散步時頭、肩、臀部、膝蓋和腳呈一條直線，應在整個散步過程中保持這個被稱為「脊柱不偏不倚」的姿勢。散步越多，身體消除腎上腺素的能力越強。所以，每運動一次，就如同為自己的身體進行了一次大掃除。散步不但能消除肩膀和背部的緊張，而且能消除腰腹肌、臀肌、腳部肌肉的緊張。此外，它還能增加使人睡得香甜的鎮靜激素的數量。

第二種，闊步式。功效是可使骨骼、肌肉強健。每次二～三公里，每分鐘不少於一百步，每週四～五次；要加大步幅。其益處是延緩衰老。

第三種，競走式。功效是可控制體重。每次不少於三公里；每分鐘不少於一百步。步態：要使出全身的勁，每一步由十個腳趾發力，加大擺臂，使人有一種向上的感覺，每週不少於四～五次。競走對身體的益處是可減少罹患高血壓、糖尿病、膽囊炎、心臟病和肥胖症的機率。

第四種，快步式。功效是可促進心臟健康。每次二～三公里；每分鐘一百二十步左右，每週三～四次。其對身體的益處是：有助於改善心血管系統，從而使每次呼吸都能吸進更多的氧氣。

③瑜伽：既然冬天空氣乾燥寒冷，對人的呼吸道刺激較大，不適合劇烈的運動，那麼咱們就轉到室內做一些簡單舒適的運動吧，瑜伽就是非常不錯的選擇，瑜伽這種來自古印度的神秘健身方式透過姿勢、呼吸、冥想等練

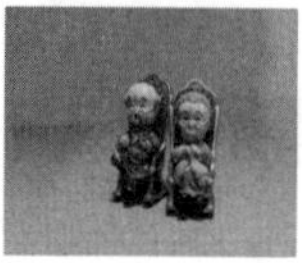

習，使神經系統平衡，解除心理壓力。它的動作非常緩慢，而且並不會造成全身大汗淋漓，長期練習瑜伽可調理內臟系統，排除體內毒素，柔韌身體。最適合冬天這個縮手縮腳的季節練習，幫助伸拉筋骨了。

④太極拳：太極拳有很多派系，也有很多招式，如簡易二十四式，這是最好學也比較簡單的，但各派的打法也不完全一樣。在書店可以買到教學光碟，每次五、六分鐘時間，在客廳、陽臺上都可以打，很適合初學者。當然還有四十四式，八十八式等，學好了基礎你可以深造。

⑤關節鍛練：天氣寒冷，許多人常常會放棄出門鍛練，結果關節的功能下降。相反，進行適當的運動，可幫助排除體內多餘的酸性物質，從而預防關節炎的發生。

◆以下是全身各關節的簡易操練運動法，冬季不好動的老年朋友可以嘗試一番。

第一種，頸部關節操練法。

頸部向左旋轉，至最大程度時抬頭向上看，抬至最高限度，停留五~十秒鐘，慢慢還原。接著做右側動作。整個動作要緩慢，幅度盡力達到最大，可以感到頸肩部肌肉的拉伸，左右交替做二十～四十次。

第二種，肩部關節操作練法。

坐在地上，脊背挺直，雙膝伸直但是放鬆，把一根有彈性的帶子套在雙腳下，把帶子拉向腋窩，注意不要提高肩膀或者背部過分往後。恢復原位，重複這個動作。

兩手握空拳，放於腰間，拳心向上。右拳向左前方盡力打出，高度與肩平，然後右拳變掌，從左前向右後方劃弧，五指空抓，慢慢收攏。注意手指盡力伸直並分開，收回時從小指開始逐一收攏捏緊，眼隨手轉。左手的動作完全一致，方向相反。兩手交替進行，各做二十～四十次。

第三種，上臂關節操練法。

兩手在胸前十指交叉，然後雙臂向前方推出，手心翻向前。保持十秒後將兩臂收回，再向上舉，掌心向上。盡量伸直雙臂保持十秒，共做五～十遍。

第四種，背部關節操練法。

身體挺直坐在椅子上，兩腳分開放在地上，兩手的手指放在同側肩上，雙臂向外伸開，輕輕向前彎腰，同時轉體，用左臂的肘碰右腿的膝蓋，再慢

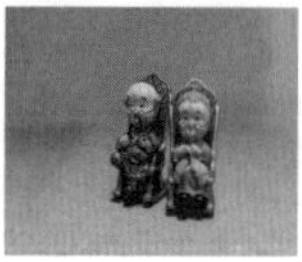

慢恢復開始時的姿勢。然後重複做另一邊。

第五種，手部關節操練法。

五個手指收攏後又打開，伸展到最大限度，或把一根長一點的橡皮筋套在五個手指上，然後用力慢慢張開手指就可以了。

第六種，腰部關節操練法。

取臥位，屈膝後把大腿抬高，盡力把髖關節屈曲，維持片刻再放下，反覆操練；然後，頭、頸、胸抬起離床面，維持片刻，再躺平，反覆操練。

第七種，膝關節操練法。

取座位，漸漸把小腿抬起離地伸直，維持片刻，再徐徐屈膝到最大限度，維持片刻，然後伸膝，如此反覆操練。

(2)冬季運動應遵循的原則

老年人由於身體功能退化，多多少少有一些慢性病，冬季運動是對付這些慢性病的好方法，但是，老年人在冬季運動時要特別注意安全，有六個須知要遵守。

①不要空腹運動：空腹運動，能量來源主要靠脂肪分解，此時，人體血液中游離脂肪酸濃度顯著增高。老年人由於心肌能力較低，過剩脂肪酸帶來

的毒性往往使老年人產生心律失常，使肝臟合成的三酸甘油增高，會引起和加劇老年人的冠心病、動脈硬化。老年人在早晨進行體育運動前，最好先補充一定的能量，如熱果汁、含糖飲料等。在進行長時間野外運動時應攜帶充足的食品或高能量的便攜食品（如巧克力等），避免在野外運動過程中因氣溫過低、能量消耗過大而引起體溫下降，危及生命健康。

②不要疲勞運動：老年人不宜做劇烈活動，應選擇中小運動項目，如太極拳、氣功、散步、徒手操等。不宜做倒立、較長時間低頭、驟然前傾彎腰、仰臥起坐等活動。這些動作易造成顱腦血壓驟然升高，影響心腦功能，甚至發生心腦血管疾病。由於老年人肌肉收縮力減退、骨質疏鬆，也不宜做翻跟斗、大劈叉、快速下蹲、快跑等運動。

③不要運動後「急煞車」：人在運動時，下肢肌肉血液供應量急劇增加，同時將大量血液自下肢沿靜脈流回心臟。如果運動後突然靜止不動，就會使下肢血液淤積，不能及時回流，心臟供血量不足，會引起頭暈、噁心、嘔吐，甚至休克，老年人會出現更為嚴重的後果，因此，運動後應繼續做些緩慢的放鬆活動。

④不要突然做戶外運動：人到老年，體溫調節功能下降，末梢循環差，

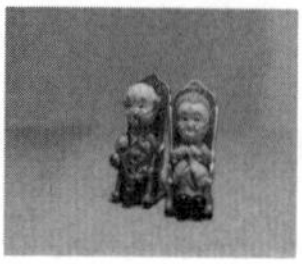

抗寒免疫能力遠不如年輕時強，若貿然到室外運動，受冷空氣或風寒侵襲，會使呼吸道黏膜血管收縮，血液循環受阻，抵抗力降低，導致黏膜發炎、流涕、咳嗽，誘發感冒、胃痛、心絞痛等疾病，因而不可忽視保暖。

氣喘是老年人常見疾病，冬季運動不當，可加重氣喘病的發作。患者要注意，不能突然跑到室外，吸入冷空氣會刺激氣管痙攣，導致氣喘發作，應先在室內做準備活動，待身體微暖後再到室外。每次運動時間不宜過長，一般半小時為宜。

⑤不要從事危險運動：安全是老年人冬季鍛練的頭等大事，要注意預防運動意外、運動創傷和疾病發作。老年人不要單獨從事有危險因素的運動，如滑雪、滑冰等。患有疾病的老年人應從事平穩、輕緩、舒展的體育運動，同時攜帶必要的應急藥物。一旦身體感到不適，應及時呼救。

⑥運動後加強營養：經過運動，老年人消耗了很多體力，應該在保證正常飲食需要的基礎上，適量增加糖、維生素等營養素的攝取。可從糧食、豆類、辣椒、花菜、蘿蔔、大白菜等食物中補充營養，但忌暴飲暴食。

冬季氣溫持續偏低，讓習慣了早晚鍛練的老年朋友感到在運動項目的選擇上很為難，運動量大了身體吃不消，小了又活動不開，且容易感冒。老年朋友在冬日裡鍛練一定要「量力而行」。

(3)老年人冬季運動叮嚀

叮嚀一：冬季晨練小常識

從立冬到立春是一年中最冷的季節，陰氣日盛而至極，陽氣微極而復萌，因此在冬季一切活動都要順應自然，老年人的晨練更不能除外。

①鍛練時間：冬季清晨的空氣清潔度很差，尤其是上午八時以前，因此鍛練的最佳時間是上午十時左右。

②鍛練場所：不宜在煙霧瀰漫、空氣污濁的地方進行健身鍛練，應選擇向陽、避風的地方（有霧時不宜在室外進行鍛練），如果選擇在室內進行鍛練時，要注意通風，保持室內空氣新鮮。

③運動項目：根據老年人的自身狀況選擇適合自己的運動項目，如步行、慢跑、騎自行車、打太極拳等，另外要注意的是在運動前一定要做準備活動，如伸展、彎腰、下蹲等，否則容易引起扭傷、碰傷、骨折等。

④其他事項：老年人由於體質較弱，體溫調節能力差，鍛練時著裝臃腫出汗多會傷風感冒，要隨著活動的增加而酌情脫減衣服；鍛練的程度以自我感覺舒適即可，過量運動可導致骨質損傷；另外，運動後不要立即洗熱水

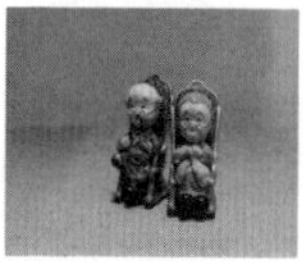

澡，由於運動使肌肉的血管擴張，血流量增加，而內臟的血管相應收縮以維持肌肉的血量，這時洗熱水澡則會使皮膚肌肉的血流量繼續增加，而內臟尤其是腦部的血量減少，容易出現腦缺血而暈倒。

⑤不要帶病鍛練：冬練時若發生心絞痛應立即停止鍛練，不要緊張，可坐下或半臥位休息片刻，如疼痛無緩解可舌下含服硝酸甘油一片緩解疼痛；如果老年人近日頻繁咳嗽、多痰、咽痛、鼻塞、喉燥、流鼻涕、發熱或胸悶等（為氣喘病的信號），不要進行劇烈的室外體育鍛練，只能進行散步、做操等輕鬆活動。

叮嚀二：天氣寒冷鍛練要避開危險

冬季氣候寒冷，空氣濕度小，且多風雪天氣，由於面部五官裸露在外，與這種不良天氣直接接觸的機會最多，所以容易罹患多種五官疾病，應注意加強預防。

①青光眼：青光眼是以眼內壓力升高、視神經乳頭血流灌注不良、合併視功能障礙的一種常見致盲眼病。此病分先天性、原發性和繼發性三種。除先天性外，後兩種均以冬季發病率最高，尤其是在強冷空氣過境後二十四小時內最容易誘發。這是因為氣溫降幅過大，使自主神經調節功能發生紊亂

而干擾了血壓，造成眼壓波動所致。特別是六十五歲以上的老人，一旦發現眼部不適伴頭痛頭脹，反覆出現視力模糊、虹視（看燈周圍有彩圈）等症狀時，就應及時去醫院檢查。

②雪盲症：又稱雪光性眼炎，此病形成主要是因為太陽光中的強紫外線經大片雪地反射至人的眼部角膜，導致角膜損傷所致。研究證實，陽光中三百微米的中波紫外線照射到雪地上，由其反射的陽光射到眼睛上，便可能引發雪盲症，出現畏光、流淚、紅腫疼痛、奇癢及眼內異物感等症狀。所以，大雪天若到野外去，一定要戴墨鏡，防止雪地反射的強光刺激眼睛。

③口角炎：秋末以後，空氣乾燥、寒冷、多風，口唇也因為發乾而感到不舒服，一些人常會自覺不自覺地用舌頭去舔，而唾液暴露於乾燥的空氣中，就會立刻蒸發，結果是越舔越乾，直接導致口唇、口角皮膚的乾裂。因而在口角和黏膜的交界處，出現潮紅、脫屑、皸裂、出血、疼痛、糜爛等症狀，稱為口角炎。這時若口腔中的細菌乘機而入口角處，就會引起口角發生炎症。所以，當冬天出現口唇乾燥不適時，決不可用舌頭去舔，而應用油性護膚品去搽抹，但不宜用甘油。

④耳凍傷：耳朵之所以最容易發生凍傷，與耳朵的構造有密切關係。因

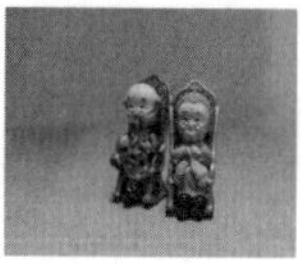

為整個耳郭除了耳垂有脂肪組織可以保溫外，其餘部分只有很薄的皮膚包著軟骨，裡面的血管非常細微，保溫能力極差。特別是冬季，耳朵因受到寒冷氣候的刺激，耳部血管的血液供應比其他部位會更少，末端血液循環障礙，氣血運行不暢，因而容易發生凍傷。所以天冷時，應戴帽子或戴耳罩，以加強對耳朵的保護。

⑤鼻出血：又叫鼻衄，出血多為一側。主要是由於鼻腔黏膜內（尤其是鼻中隔前下方）的小血管常呈現擴張、破裂而致，幾乎有半數以上的鼻出血皆源於此。冬、春季節，由於氣候乾燥，鼻黏膜容易結痂，因而會產生鼻中不適感，有的人常有意無意地用手指去摳鼻孔，從而導致結痂脫落而出血。此外，冬季還是鼻炎、流感的高發期，因過敏導致的過敏性鼻炎或流感引起的發熱等原因，也容易誘發鼻出血。若能每天堅持用冷水洗鼻子數次，不但能提高鼻黏膜的濕潤度，增強鼻黏膜的抗病能力，還可預防流感，避免鼻出血等發生。此外，飲食宜清淡，應多吃蔬菜、水果，少吃辛辣刺激之物，以免助熱生火而誘發鼻出血。

叮嚀三：劇烈運動後的注意事項

冬季，一般老人都會追求靜養，基本不會劇烈運動。如果老年朋友中冬季有喜歡劇烈運動的，應該注意以下幾項：

①不可馬上洗澡：劇烈運動後人體為保持體溫的恒定，皮膚表面血管擴張，汗毛孔開大，排汗增多，以方便散熱，此時如洗冷水浴，會因突然刺激使血管立刻收縮，血循環阻力加大，心臟負擔加重，同時機體抵抗力降低，人就容易生病。而如洗熱水澡則會繼續增加皮膚內的血液流量，血液過多地流進肌肉和皮膚中，導致心臟和大腦供血不足，輕者頭昏眼花，重者虛脫休克，還容易誘發其他慢性疾病。所以，劇烈運動後一定要休息一會再洗浴。

②不應暴飲，不能飲酒除乏：運動後口渴時有的人就暴飲開水或其他飲料，這樣會加重胃腸負擔，使胃液被稀釋，既降低胃液的殺菌作用，又妨礙對食物的消化，而喝水速度太快也會使血容量增加過快，突然加重心臟的負擔，引起體內鉀、鈉等電解質發生紊亂，甚至出現心力衰竭、心悶腹脹等，故運動後不可過量過快飲水，更不可喝冷飲，否則會影響散發，引起感冒、腹痛或其他疾病。

劇烈運動後人的身體功能會處於高水平的狀態，此時喝酒會使身體更快地吸收酒精，對肝、胃等器官的危害就會比平時更甚，長期如此可引發脂肪肝、肝硬化、胃炎、胃潰瘍、癡呆等疾病。

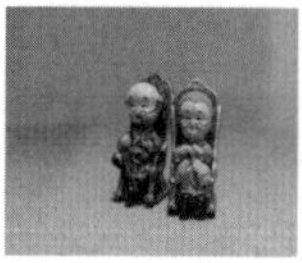

③不宜大量吃糖：有的人在劇烈運動後覺得吃些甜食或糖水很舒服，就以為運動後多吃甜食有好處。其實運動後過多吃甜食會使體內的維生素B1大量消耗，人就會感到倦怠、食欲不振等，影響體力的恢復。因此，劇烈運動後最好多吃一些含維生素B1的食品蔬菜及動物肝臟、蛋類等。

叮嚀四：不宜早起室外鍛練

「睡得少，起得早」是老人們的基本特點，能好睡且覺多的老人非常少。大部分老年人都在起床後喜歡稍稍運動一下，活動活動筋骨。但大部分的醫師都認為，早晨並非運動的最佳時間，對老年人尤其如此，不僅難以有健身效果，甚至還會危害健康。冬季就更要注意盡量避免早起鍛練和運動。

第一，早晨是肝臟含糖最低的時候。老年人在這一時段進行鍛練，作為運動能源的糖，將主要靠脂肪分解供給。脂肪作為能源物質源源不斷進入血液後，由於機體不能有效地利用其中的游離脂肪酸，致使游離脂肪酸濃度大幅度提高。老年人由於心肌活動能力降低，過剩脂肪酸所帶來的毒性，往往導致心律失常，甚至引發心源性休克，繼而危及生命。

第二，臨床醫學研究發現，上午九時心臟病發作的機率比下午一時要高出三倍，早晨起床後的幾小時更是心臟病發作的高峰。晨練對冠心病、高血壓患者十分不利，而這些疾病的患者多集中在老年人群。

第三，老年人由於身體功能出現老化現象，晨起後短時間內肌肉、四肢等運動器官還處於鬆弛狀態，心跳和呼吸都很緩慢，身體代謝水平較低，肢體反應的敏感性和動作的靈活性都難以驟然提到較高水準。此時進行鍛練，不僅效果不佳，還容易造成摔、碰、扭傷等，傷害身體。

第四，戶外健身時需要充分利用空氣的氣溫、氣流等各種特性，來治療疾病和增強體質。清晨大氣相對靜止，各種廢氣不易擴散，是一天中空氣污染較嚴重的時段，尤其對免疫力減弱的老年人不太適宜。

根據人體生物鐘節律，老年人鍛練的最佳時段是下午黃昏前後。此時絕大多數人的體力、反應、適應能力等都處於最佳狀態，體內的糖分增至最高峰，鍛練不會產生能源代謝紊亂和器官功能運轉的超負荷現象。

叮嚀五：冬季運動熱身時間宜延長

運動前，最重要的一件事就是熱身，但在寒冷的冬天，熱身的時間一定要比平時至少多十分鐘。運動專家提醒，冬季氣溫較低，運動前的熱身活動比其他季節要特殊，一定要做得充分到位，才能更好地幫助所選擇的運動項目順利進行。「如果熱身活動不充分，很可能因為溫度低，人體肌肉伸展性

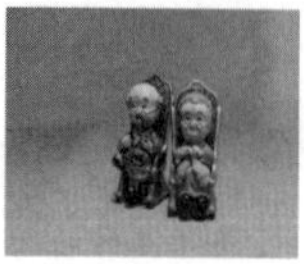

降低，關節比較僵硬，而造成肌肉拉傷和關節扭傷等情況。」

一般情況下，運動前的熱身活動在五分鐘左右，但冬季由於氣溫低，肌肉收縮性差，所以熱身活動最好適當延長十～十五分鐘，特別是戶外運動，熱量積蓄得比較慢。充分的熱身可以克服身體在低溫情況下的惰性，刺激神經敏感，促使皮膚溫度增加，提高身體肌肉伸展和收縮性，使關節靈活，從而避免肌肉拉傷、關節扭傷等運動損傷的發生。總體來說，熱身運動以感覺身體微微發熱為宜，但不同的運動，熱身的內容也有所不同。

第三章　患病老人的最佳運動方式

1冠心病老人如何鍛練身體

冠心病是中老年人的常見病，中老年人透過運動來改善冠心病症狀、提高生活品質也是一種不錯的選擇。透過積極主動的身體、心理、行為和社會活動的訓練，幫助患者緩解症狀，改善心血管功能，提高生活品質。同時積極干預冠心病危險因素，減少再次發作的危險。適合冠心病患者的運動主要有以下幾種。

①步行：以步行為鍛練項目者，每次可散步四十五～六十五分鐘，或每日步行一～二公里，中間穿插快速步行（每分鐘一百步以上的快速步行，可使心率達一百～一百二十次/分）。步行時要步態穩定，呼吸自然，防止跌倒。

②慢跑：慢跑時應先做好準備活動，穿合腳的運動鞋，跑步時保持輕鬆的步伐，注意地面和周圍環境，防止失足跌傷。跑完步後可緩步慢行，或做肢體活動、體操等運動。

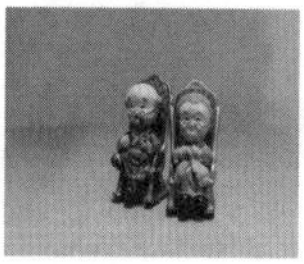

③騎自行車：鍛練時應將車座高度和車把彎度調好，行車中保持上身稍前傾，避免用力握把，宜在運動場內鍛練。環境允許還可應用功率自行車在室內進行運動鍛練，它的優點是運動量標準化，便於觀察比較。

④游泳：體力較好、原來會游泳、具有條件可以長期堅持者，可以從事這項體育鍛練，但應做好準備運動，並應避免運動時間過久，以防止肌肉痙攣。

⑤其他鍛練項目：太極拳、體操及氣功等，可根據具體情況適當選擇。

有冠心病的老人，應該適當運動，可以幫助增加冠狀動脈的血流量，還可穩定血壓。但是要注意選擇適宜的運動時間。

冠心病老人運動要避開「高峰期」，將運動時間安排在下午或晚上。「高峰期」是指上午六~九時，該時段為冠心病的高發期，因為經過一夜的睡眠，既沒喝水又沒活動，血液在血管裡變得濃稠，血流速度過於緩慢，容易加重血栓的形成。

研究證實在上午六~九時，由於人的交感神經活性較高（交感神經興奮意味著心率會加快，血壓會增高），從而引起心肌細胞活動的不穩定，容易出現心律失常。所以這樣的老人，最好將鍛練安排在下午或晚上，做些簡單的活動，如慢走、慢跑、打太極拳等。最好與家人或朋友結伴而行，這樣可以互相照顧，保證安全。

吃飯過飽也是老年冠心病患者要避免的導火線。據不完全統計，許多心腦血管病突發是在飽餐後發生的。在正常情況下，胃腸道的血管極其豐富，進食後，因消化與吸收的需要，心臟必須排出大量血液供給胃腸。這樣一來增加了心臟的負擔，又使心臟自身的血液循環處於相對缺血狀態，同時還可引起胃冠狀反射，使冠狀動脈收縮，血供減少，心肌進一步缺血，提高冠心病突發的可能。

而且，消化能力本身就很弱的老人，腸胃消化力和心血管循環功能比同樣患冠心病的中年人要弱很多，所以正餐時吃得過飽對老年冠心病患者來說更危險。此外，老年人饑餓時，也容易出現心慌、頭暈、頭痛、出汗、視力模糊、眼前發黑、精神抑鬱或異常興奮等低血糖反應，這些也會提高冠心病突發的機會。因此，老年人最好每餐只吃八分飽，等餓了以後再補充吃一點食物，這樣可以保持胃裡總有一些食物，供給身體需要。這種狀態對老年冠心病患者來說是相對最安全的。

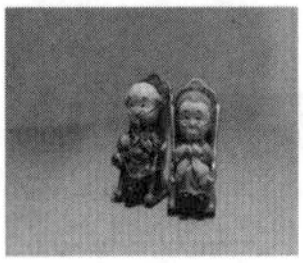

2 糖尿病老人如何實現最佳運動

現代人的健康大忌是肥胖，糖尿病就是肥胖體質的人較容易患的疾病，因此糖尿病患者除了要注意血糖的變化，更要控制體重，以減少併發症產生。糖尿病患者的肢體末端血液循環比較差，運動可以帶動血液的循環；運動也可促進胰島素的作用，協助放鬆精神壓力。

糖尿病患者最好選擇有減重目的及有效代謝血糖的有氧運動，運動強度當然不能太高，健步走是最理想的運動，慢跑、自行車、體操、舞蹈、太極拳、太極舞，還有慢慢上下樓梯等較緩和的運動都合適，但必須持之以恆。太多或太強的運動，血液循環增快，會導致胰島素吸收增快而引起低血糖症，胰島素也不應該注射在將要運動的四肢上，那樣會產生低血糖效應。運動時間最好在飯後一～二小時，每次三十分鐘到一小時，至少一週要三次，才能達到效果。

(1)清晨鍛練不適合糖尿病患者

鍛練是糖尿病康復的主要方法之一，經常運動，能夠控制病情，減少併發症，但是糖尿病患者最不適宜早晨鍛練。

因為，早晨氣溫較低，人體內交感神經興奮性增強，而糖尿病患者又多有心腦血管併發症，遇冷空氣刺激或勞累很容易突然發病。特別是患有心腦血管病等慢性併發症的糖尿病患者更應該注意。另外，清晨大多數人都是空腹鍛練，這樣極易誘發低血糖，甚至引起低血糖昏迷，臨床上我們常遇到因早晨空腹鍛練而致昏厥的糖尿病患者。糖尿病患者（尤其併發有心腦血管疾病者）應把清晨到上午九時作為自己的「警戒線」，在此時間內不要急躁、緊張、生氣等，也不要進行較大運動量的活動。

再者，清晨空氣污染更嚴重。空氣污染物中較重的固體物和粒子一般降到地面上，而小於十公尺的微粒可以長期在大氣中漂浮。白天，陽光照射，地面散熱，氣流多由下向上，把汙物帶向空中，近地面大氣污染濃度降低。夜間，地面溫度下降，汙物不僅不能向上擴散，反而趨於回降，霧天汙物濃度可達最高點。此時鍛練者呼吸加深加快，汙物、灰塵、細菌很容易經呼吸道進入人體內。特別是糖尿病患者，抗病能力差，極易造成肺、氣管感染而加重糖尿病病情。同時清晨花草、樹叢釋放氧氣不多，二氧化碳濃度反而較白天高，這是因為夜間綠色植物攝取氧氣，釋放二氧化碳的結果。糖尿病患者最好將鍛練的時間改為下午或傍晚。

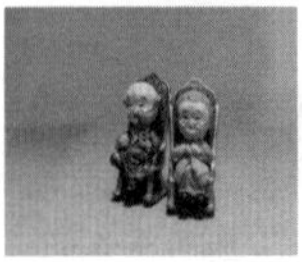

(2)多大的運動強度適合糖尿病患者

糖尿病患者的運動一定要有個度，既不能急於求成，盲目加大運動量，也不能像蜻蜓點水一樣草草了事。對於糖尿病患者來說，首先要在心理上明確自己與糖尿病的較量是一場持久戰，運動鍛練應該持之以恆。一般來說，每次運動的時間（包括運動前的準備和運動後的恢復）不超過一小時，不少於二十～三十分鐘，每週三次以上為宜。運動的強度可以根據自己的心率來掌握。計算方法如下。

最大安全運動心率（二百二十減年齡）。運動時的心率最好在最大安全心率的百分之六十～百分之七十，這將由醫生根據患者的實際情況來定。因為運動是一個逐步適應的過程，患者最好在開始時達到最大心率的百分之五十就行。如無不適，並對運動已經適應的情況下，再慢慢增加運動量，這樣就能達到鍛練的目的。例如：一位五十歲的糖尿病患者，他的最大安全心率是每分鐘一百七十次（二百二十減五十＝一百七十）。按醫生的要求，他的運動初始階段心率應維持在每分鐘八十五次（一百七十×百分之五十＝八十五）。待身體已經耐受現階段運動強度後，再逐漸加大運動量。

室外活動不方便也可室內鍛練，可採取如下的練習方式。

①踮腳尖：將手扶在椅背上踮腳尖（左右交替提足跟）十～十五分鐘。

②上樓梯：上樓梯時，背部要伸直，速度要依體力而定。

③座椅運動：屈肘，兩手叉腰，背部挺直，椅上坐、立反覆進行，時間以自己體力而定。

④抗衡運動：雙手支撐在牆壁上，雙腳併立使上體前傾，以增加肌肉張力，每次支撐十五秒左右，做三～五次。

⑤床上運動：平躺床上，將腳抬高（可用棉被或枕頭將腳部墊高），等腳發麻時再慢慢坐起來，如此反覆。以上五種運動形式，可任選其一，也可交替進行。另外，下肢活動障礙也可進行上肢的活動鍛練。

總之，活動要以方便可堅持為準則，糖尿病患者結伴參加鍛練可以相互照顧、督促。

3 偏癱中風老人怎樣運動

(1)偏癱老人醫療體操

偏癱又稱半身不遂，老年人偏癱多為腦血管意外所致。偏癱患者為盡快恢復，除配合醫生完成各種必要的治療外，還可以做醫療體操。醫療體操分

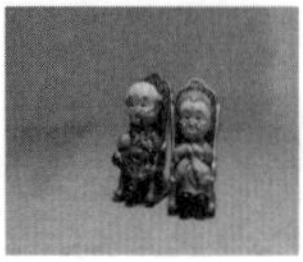

三個階段進行。

第一階段：目的是訓練患者能坐起和站立。

①仰臥位，足踝和足趾屈伸練習（重點是練勾腳，即足背屈）；髖、膝關節屈伸練習。

②坐起練習，最初由旁人扶助，以後逐漸過渡到自己坐起。

③坐在椅上，雙腳做踏步動作。

④從坐位轉為立位（扶物站起）。

⑤扶住床頭或椅背部站立片刻。

⑥靠床邊獨自站立。

⑦徒手站立。

第二階段：目的是訓練患者能恢復步行，並改善上肢活動能力，尤其是改善手指的活動能力。

①在旁人扶持下，身體向左右擺動，使兩腿輪流負重。

②在扶持下踏步。

③在扶持下向側方步行。

④扶助行車步行。

⑤拄手杖步行。⑥獨自步行。

訓練手指活動能力的主要方法有：①用按摩和被動運動消除手指的屈位攣縮。②手指做屈伸開合等練習。③利用各種小器械，訓練手指伸展和分開。④利用打結、解紐扣、打算盤、寫字等方法訓練手的細緻功能。

第三階段：目的是訓練患者恢復日常生活的基本功能。

一方面是步行的進一步訓練，包括做各種複雜步行，如高抬腿走、弓箭步行走、越過障礙物行走、各種速度的步行、較長距離的步行、在斜坡上步行以及上下樓梯等練習。

上肢運動訓練除繼續用第二階段的方法外，恢復情況較好的患者可進一步訓練上肢的靈活性和協調性，如拍球、投球等，也可進行一些改善手活動能力的勞動，如編織等。

進行訓練時要注意：①運動量宜輕，不要明顯加重心血管系統的負擔；②注意安全，進行練習時要有人在場扶助或保護。

有人曾觀察一百零一名由腦血管意外所致的偏癱患者，他們在進行了一段時間的醫療體操以後，百分之九十的患者能恢復到步行或扶椅行走。

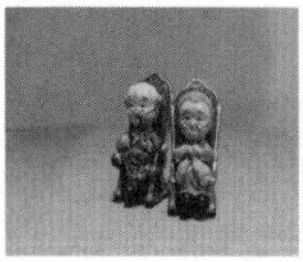

(2)中風老人宜常練腳趾

腦血管意外（即中風）在中老年人發病率較高，大多伴有偏癱。中風偏癱的治療中運動療法是一個重要手段，其中足趾的運動和訓練十分關鍵。足趾是整個下肢運動感覺的最末端，其運動感覺的恢復可影響整個下肢的運動感覺程度，而且刺激誘發所需要的背曲肌肉反應可以提高踝關節的背曲能力，加快下肢運動功能的恢復。足趾訓練的初期可由醫師或家屬幫助進行，用雙手握住患者腳趾，令其反覆感覺足趾的屈和伸動作，同時摩擦足背面肌肉以刺激患者對足趾屈伸的感覺。每次二十次，每日訓練二～三次。當患者能夠感到足趾屈、伸位置後，在治療師或家屬的幫助下，逐漸促進患者加大自主運動的力量，完成足趾伸展及踝關節背曲動作，然後帶動整個足的背曲，這個過程需要每日堅持，循序漸進，患者及家屬都要有耐心。

中風偏癱的患者足趾訓練宜早期開始，危險期過後即可進行。當然，對偏癱的運動療法須是全方位的，不僅是足趾和踝關節，還應包括膝關節運動的伸展和髖關節的內收外旋及上肢的關節運動等，這樣方能使患者在較短的時間內得到恢復。

第二篇

吃出健康與年輕——老年人飲食宜忌

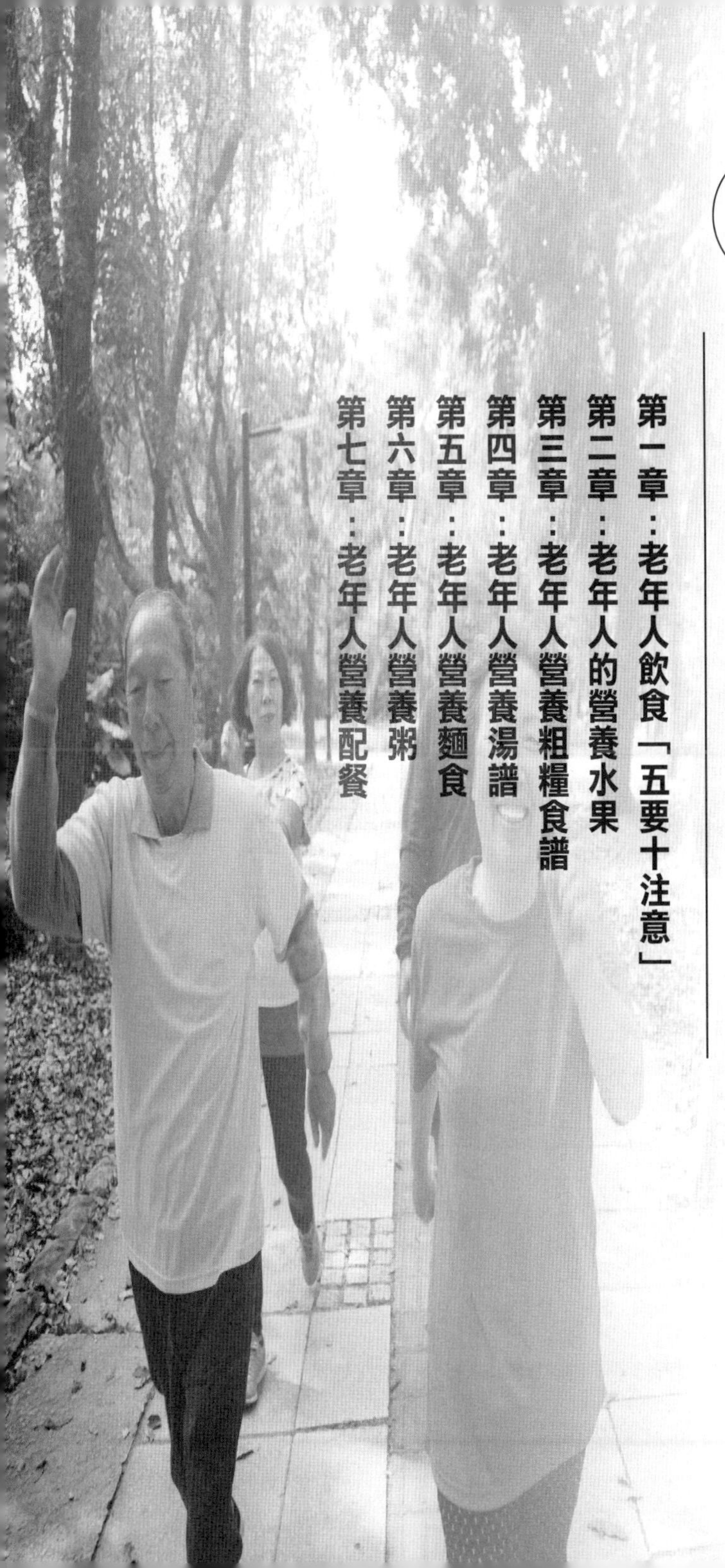

第二篇、吃出健康與年輕——老年人飲食宜忌

第一章　老年人飲食「五要十注意」

隨著年齡增長，老年人的抵抗力就會相對減弱，如果想要家中的老人長壽，那麼就要從老年人的飲食問題做起。老年人的飲食首先要注意以下五項。

第一，要攝取適當的熱能，維持理想體重。老年人熱能攝入過多，很易發胖，肥胖不僅是成年人高血壓、心血管疾病和糖尿病的誘因，而且病死率也高。因此，適當限制熱能的攝入，可以延長壽命，而能量是否充足，衡量的指標是體重，維持體重在標準體重上下百分之十較為合適。

第二，要保證優質蛋白質，常吃蛋、奶、豆製品。優質蛋白質主要包括動物性食品和豆製品。動物性食品應增加魚類的攝入量，雞蛋是最理想的蛋白質來源，應每日一個，牛奶中蛋白質的利用率高，每日飲用二百五十CC，高膽固醇患者可用脫脂牛奶或奶粉，多選用大豆製品如豆腐、豆腐乾和素雞等，既補充了優質蛋白，同時又不增加血脂。

第三，要控制動物性脂肪的攝入量，飲食宜清淡。富含飽和脂肪酸的動物性脂肪，會誘發動脈粥樣硬化，從而發生心血管和腦血管疾病，包括心臟病和中風。攝入高脂會使患結腸癌、乳腺癌和宮頸癌的危險性增加。因此，老年人飲食宜清淡少油膩，油脂應以植物油為主。

第四，要注重各種無機鹽和微量元素的攝入。鈣、鐵、硒和鉻等對老年人都是比較重要的微量元素。老年人的骨量丟失與鈣有關，鈣攝入不足也是老年人的普遍問題，老年人每日膳食鈣的供給量為八百毫克，奶及乳製品是鈣的良好來源，老年人應增加供應；由於老年人對鐵吸收下降，也容易出現缺鐵性貧血，但一般健康老人沒必要再補充鐵；硒、鋅具有抗氧化、清除自由基的作用，故老年人應注意攝入含鋅、硒豐富的食品，如海產品和動物性食品；鉻為非胰島素依賴型糖尿病患者所必需，而糖尿病又為老年人易患疾病之一，應多攝入鉻含量高的食物，如肉類、豆類、啤酒、酵母和動物肝臟。另外，應經常選用海帶、紫菜等；應嚴格控制食鹽的攝入量，以防誘發高血壓病。

第五，要常吃蔬菜、水果，保證充足的維生素攝入。蔬菜、水果中含有豐富的微量元素和膳食纖維，可提供豐富的維生素C、胡蘿蔔素等，對維持

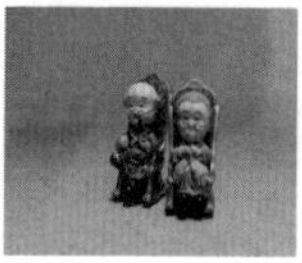

機體正常的生理功效有重要作用，膳食纖維可以增加老年人胃腸蠕動，防止便祕。因此，應多選用新鮮綠葉蔬菜或其他有色蔬菜、水果，尤其是冬季，必要時應該給予這些營養素的補充。

老年人消化能力下降，應選擇易於消化吸收的食物，並注意烹調作法，盡量少吃煎炸的食物。除了掌握上面的五項之外，還應該注意以下十點。

①數量少一點：老年人每日唾液的分泌量是年輕人的三分之一，胃液的分泌量也下降為年輕時的五分之一，因而稍一吃多，就會肚子脹不消化。所以，老年人每一餐的進食量應比年輕時減少百分之十左右，同時要保證少食多餐。

②品質好一點：蛋白質對維持老年人機體正常代謝、增強機體抵抗力有重要作用。一般的老年人，每公斤體重需要一克蛋白質，應以魚類、禽類、蛋類、牛奶、大豆等優質蛋白質來源為主。

③蔬菜多一點：多吃蔬菜對保護心血管和防癌很有好處，老年人每天都應吃不少於二百五十克的蔬菜。

④菜要淡一點：老年人的味覺功效有所減退，常常是食而無味，總喜歡吃口味重的食物來增強食欲，這樣無意中就增加了鹽的攝入量。鹽吃多了會

加重腎的負擔，可能降低口腔黏膜的屏障作用，增加感冒病毒在上呼吸道生存和擴散的機率。因此，老年人每天的食鹽攝入量應控制在五克左右，同時要少吃醬肉和其他鹹食。

⑤葷菜少一點：要葷素兼顧，粗細搭配，品種越雜越好。每天主副食品（不包括調味料）不應少於十樣。

⑥飯菜香一點：這裡說的「香」，不是指多用鹽、味精等調味料，而是適當往菜裡多加些蔥、薑等調料。人的五官是相通的，可以用嗅覺來彌補味覺上的缺失。聞著香噴噴的飯菜，老年人一定能胃口大開。

⑦食物熱一點：生冷食物多性寒，吃多了會影響脾胃消化吸收，甚至造成損傷。因此，老年人要盡量避免吃生冷食物，尤其在嚴冬更要注意。

⑧飯要稀一點：把飯做成粥，不但軟硬適口、容易消化，而且多具有健脾養胃、生津潤燥的效果，對益壽延年有益。但老年人不能因此而頓頓喝粥，畢竟粥以水為主，「乾貨」極少。在胃容量相同的情況下，同體積的粥在營養上和饅頭、米飯相差很多，長此以往，可能會營養不良。

⑨吃得慢一點：細嚼慢嚥易產生飽脹感，可防止吃得過多，使食物消化得更好。

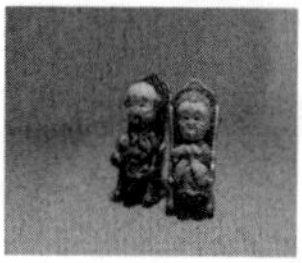

⑩早餐好一點：早餐應占全天總熱量的百分之三十～百分之四十，品質及營養價值要高一些、精一些，不宜吃油膩、煎炸、乾硬以及刺激性大的食物。

第二章　老年人的營養水果

1老年人在飯前吃水果好

飯前吃水果的好處有很多，但是許多人認為飯後吃點水果是現代生活的最佳搭配，其實飯後馬上吃水果會影響消化功能，特別是老年人，長期飯後吃水果易致便祕。

食物進入胃以後，必須經過一～二個小時的消化過程，才能緩慢排出，如果在飯後立即吃水果，就會被先期到達的食物阻滯在胃內，致使水果不能正常地在胃內消化，因此在胃內停留時間過長，從而引起腹脹、便祕等症狀。老年人腸胃功效較弱，胃腸蠕動較慢，更易導致便祕的發生。另外，長期堅持這種生活習慣，還會導致消化功效紊亂。因此，即使要飯後吃水果，也應在飯後一～二小時吃。

飯後吃水果不如飯前吃水果。我們的胃在飯前都已基本排空，吃了水果後，其中的糖類可在體內迅速轉化為葡萄糖，更容易被機體吸收。隨著血液中糖含量的升高，大腦對胃中空虛的感覺就會慢慢降低，再加上水果中的膳食纖維能給胃一種飽腹感，從而抑制了旺盛的食欲，到了正常用餐時自然就不會吃得過多，這種作法對控制飲食再合適不過了。此外，飯前吃水果還非常有利於人體對各種維生素和礦物質的吸收，讓你在愉快進餐中獲得充足的營養補給。

2 老年人吃水果要依「體」而行

(1)冠心病老人吃什麼水果好

對於冠心病，生活飲食應該有一些戒律，比如不能吃高脂肪、高鹽分的食物。冠心病患者對自己的飲食應特別注意，可以常吃以下幾種水果。

①山楂：山楂中含有三萜類及黃酮類等成分，具有顯著的擴張血管及降

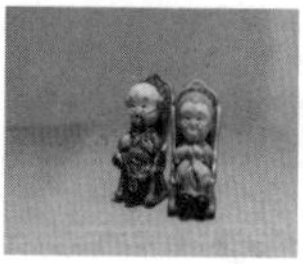

壓作用，有增強心肌、抗心律不齊、調節血脂及膽固醇含量的功效。所以對防治心腦血管病有很好療效，比如冠心病、高血壓等疾病，平常不妨多準備一些山楂或山楂片。

②蘋果：研究證實，蘋果具有防止膽固醇增高的作用。對冠心病、動脈粥樣硬化、高血壓都有很好的療效，患者每天吃一～二個，正如俗語說的那樣：一天一蘋果，醫生遠離我。

③奇異果：奇異果被譽為「水果之王」，維生素含量豐富。平常多吃，可降低血膽固醇及三酸甘油指數，一方面穩定血壓，另一方面對預防冠心病、動脈硬化等都有很好的療效。

④鳳梨：鳳梨能促進血液循環，可以降低血壓，稀釋血脂，減少冠心病的發生。

⑤松子：松子有「長壽果」之稱，松子內含有大量的不飽和脂肪酸，具有很好的軟化血管作用，保持血管的彈性，對老年人作用更加明顯。降脂降壓，對高血壓、冠心病的預防作用非常明顯。

⑥香蕉：香蕉富含鉀，鉀有益於血液循環，可降低血壓，預防高血壓和心血管疾病。堅持每天食用香蕉，對降低血壓有很好的效果，同時，能減少

冠心病的發生機率。

⑦核桃：核桃仁中含有鋅、錳、鉻等人體不可缺少的微量元素。對促進膽固醇代謝和保護心血管的功效有良好的效果，防治冠心病、高血壓等效果明顯。

(2)糖尿病老人吃什麼水果好

糖尿病是一種慢性疾病，糖尿病所引發的併發症可遍及全身，給患者帶來極大的危害。看著水果市場上顏色鮮豔的新鮮水果誰都想嘗一嘗，但是糖尿病患者就不能看中什麼吃什麼。有些水果中的含糖量及澱粉含量很高，不適合糖尿病患者吃。那糖尿病患者能吃什麼水果呢？

①推薦選用：每一百克水果中含糖量不得多於十克的水果，包括黃瓜、西瓜、柳丁、柚子、檸檬、桃子、李子、杏、枇杷、鳳梨、草莓、櫻桃等。此類水果每一百克可提供二十～四十千卡的能量。

②慎重選用：每一百克水果中含糖量為十～二十克的水果，包括香蕉、石榴、甜瓜、橘子、蘋果、梨、荔枝、芒果等。此類水果每一百克可提供五十～九十千卡能量。

③不宜選用：每一百克水果中含糖量多於二十克的水果，包括葡萄乾、

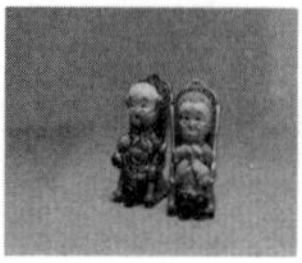

杏乾、紅棗、火龍果，特別是乾棗、蜜棗、柿餅、桂圓等乾果以及果脯（蜜餞）應禁止食用。含糖量特別高的新鮮水果，如紅富士蘋果、柿子、梨、桃、哈密瓜、葡萄、冬棗、桃等也不宜食用，此類水果每一百克提供的能量超過一百千卡。

(3)高血壓老人吃什麼水果好

正確的日常飲食調理對於高血壓的治療能夠起到有效的促進作用，高血壓患者應該要引起重視。下面介紹一下高血壓患者吃什麼水果好，希望它們對高血壓患者能夠有所幫助。

①蘋果：蘋果含有豐富的有機酸、果糖、果膠、纖維素及鋰、溴、鋅等微量元素，具有防止血管硬化、動脈硬化和冠心病的功用。經研究證實，對於嗜鹽過多的高血壓患者，多吃蘋果，尤其有益。

②橘子：橘子含有大量維生素C、枸櫞酸及葡萄糖等十種營養素，對由於慢性肝炎引起的高血壓病，蜜橘可提高肝臟的解毒作用，加速治療由膽固醇引起的消化功效紊亂。

③西瓜：西瓜含有十幾種營養素，對高血壓有良好的治療作用。食用方法：取西瓜翠衣九～十二克、草決明九克，然後煎湯代茶飲，療效甚好。同

時，西瓜仁也是一味良好的降壓利尿藥，但是西瓜有天然白虎湯之謂，又名寒瓜，體質虛寒者應注意，不宜多食。

④檸檬：檸檬富含維生素C、維生素P，有助於增強血管彈性和韌性，緩解鈣離子促使血液凝固的作用，從而預防和治療高血壓等心血管疾病。食用方法：檸檬馬蹄湯，即新鮮檸檬一個帶皮切片，馬蹄（荸薺）五個削皮，放在一起煮湯，每日飲用一次。中老年朋友經常飲用，可以預防高血壓的發生。

(4)高血脂老人吃什麼水果好？

高血脂是最常見的一種慢性疾病，因此對於吃什麼可以降血脂的問題我們非常有必要瞭解，只有這樣才能保護人體健康。那麼，哪些水果具有降血脂功效呢？

①山楂：山楂含有三萜類、生物類黃酮和豐富維生素C成分，具有擴張血管壁、降低膽固醇、三酸甘油以及血壓等作用。另外，還含有山楂酸、檸檬酸，均有顯著的降血脂功效，只是有的老年人食用山楂會引起反酸等胃部不適，須酌情慎用。山楂含鈣量最高，對中老年人補鈣有益。

②蘋果：蘋果是人們容易忽視的「降脂果」，它的降脂作用源於其中豐

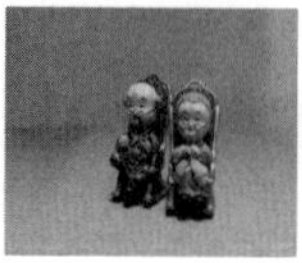

富的果膠，這是一種水溶性膳食纖維，能與膽汁酸結合，像海綿一樣吸收多餘的膽固醇和三酸甘油，並幫助其排出體外。果膠還能與其他降膽固醇的物質，如維生素C、果糖等結合在一起，從而增強降血脂功效。蘋果分解的乙酸也有利於膽固醇和三酸甘油的分解代謝。

③香蕉：香蕉味甘性寒，具有較高的藥用價值。含有豐富的去甲腎上腺素、五—羥色胺及二羥基苯乙胺，主要功用是清腸胃、治便祕，並有清熱潤肺、止煩渴、填精髓、解酒毒等功效。

④荔枝：荔枝肉含豐富的維生素C和蛋白質，有助於增強機體的免疫功效，提高抗病能力。荔枝擁有豐富的維生素，可促進微細血管的血液循環，降低膽固醇、三酸甘油以及血壓等。

⑤奇異果：奇異果富含精氨酸，能有效地改善血液流動，阻止血栓的形成，對降低冠心病、高血壓、心肌梗塞、動脈硬化等心血管疾病的發病率有特別功效。奇異果含有維生素C、維生素E、維生素K等，屬營養和膳食纖維豐富的低脂肪食品。

(5)胃酸老人吃什麼水果好？

很多老年人胃酸不敢吃水果，胃酸老人怎麼吃水果更健康？專家介紹，胃寒的老年人盡量不要吃性質偏涼的水果，比如：梨、柚子、香蕉等，像荔枝、蘋果、葡萄、西瓜、桃子、棗、杏、石榴、鳳梨都可以吃。建議把梨、蘋果等一些水果蒸熟吃，可減弱水果的寒涼性質。平時吃些韭菜、小茴香、生薑，還可喝些牛羊肉湯，都可以產生溫胃的作用。

水果多汁，內含可溶性糖、大量維生素和一些微量元素，可獨立於三餐前後食用。水果還可以補充肌膚水分，平衡油脂，產生減肥美容、助消化的作用。但胃酸過多者並不是吃什麼水果都會有好處的，水果分成兩類，一類為鹼性，一類為酸性。胃酸過多，適合吃鹼性水果，如橘子、柚子等，可以中和胃酸，達到體內酸鹼平衡。

(6)便祕老人吃什麼水果好？

經常便祕會在體內產生一些毒素，這些毒素不排出就會影響身體。專家建議多吃一些水果，可是便祕吃什麼水果好呢？

①蘋果：蘋果一～二個，每日早晚空腹服用，帶皮吃，連服數日。主治熱秘。

②香蕉：香蕉五百克，飯前一次食完，每日一～二次，連服數日。主治熱秘。

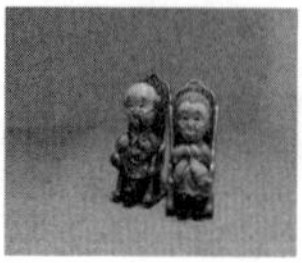

③柑橘：柑橘含豐富的纖維素及多種營養素，能促進胃腸蠕動和消化，又降血脂、降血壓。適量食用有一定療效。

④梨：梨有潤腸通便、利尿降壓作用。可適量食用，防止便祕，尤其適合高血壓便祕者。

⑤柚子：柚子既能潤腸通便，又能降血脂、降血壓。適量食用，有通便之功效。

⑥草莓：草莓不僅含有豐富的維生素，而且含果膠，能潤燥生津、調理胃腸、降血脂、防止便祕。

⑦鮮桑葚：鮮桑葚一千克，鮮蜂蜜三百克，先把桑葚煎煮二次，取煎液一千CC，小火濃縮，以黏稠為度，加入蜂蜜，再煮一沸停火，冷卻即可裝瓶。每服二十CC，溫水送下，每日二～三次。主治血虛引起的便祕。年老體弱者，療效更佳。

⑧其他：桃、楊梅、棗、西瓜、杏等含多種維生素，且富含大量的纖維素，均有治療便祕的作用。另外，纖維含量極高的奇異果、牛油果、芭樂及榴槤等水果都有助排便。

(7)腎炎患者吃什麼水果好？

水果有許多微量元素，對於健康人而言，多吃新鮮水果，百利而無一害。但是並不是所有的水果都適用於腎炎患者。那麼，腎炎患者吃什麼水果好呢？

如果腎炎患者出現心力衰竭、水腫嚴重的症狀，不能吃含水分多的西瓜、梨、鳳梨等水果，因大量水分會使心力衰竭、水腫病情加重。

如果腎炎患者出現發燒的症狀，應該多吃具有生津止渴、解熱散毒功效的梨、柑橘等水果。因發燒患者出汗多，梨、橘子等含有充分的水分和鉀，對發燒患者有很大的益處。

如果腎炎患者的體質屬於燥熱體質，可以吃梨、香蕉、西瓜等性偏寒的水果，不宜吃葡萄、橘子、棗、櫻桃等屬溫熱的水果。

如果患上急性腎炎，出現腎功效不全或水腫的症狀，患者需要忌鹽，不能吃香蕉，因香蕉中含有較多的鈉鹽，能加重水腫，增加心臟和腎臟的負擔。

如果腎炎患者有高血壓、動脈硬化症狀，可以吃山楂、棗、橘子等富含維生素C，有降壓、緩解血管硬化作用的水果。

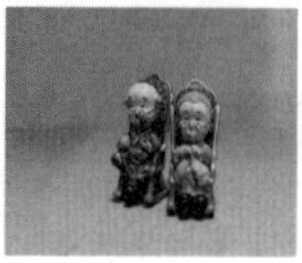

有呼吸道感染的腎炎患者，如果伴有咽痛、咳嗽、痰多，可以吃梨、枇杷、柳丁、柚子、杏、羅漢果等能化痰、潤肺、止咳的水果。

第三章　老年人營養粗糧食譜

1 粗糧有禁忌

(1)四類老人不適合吃粗糧

五穀雜糧雖好，但並不適合每一個人。有以下幾種狀況的人在食用雜糧的時候就要注意了。

①消化能力有問題的人：消化能力有問題的人（例如胃潰瘍、十二指腸潰瘍）不適合吃五穀雜糧，因為這些食材較粗糙，跟胃腸道物理摩擦，會造

成傷口疼痛。容易脹氣的人，吃多了也不舒服。有腸胃疾病的人，別吃太多蕎麥類，因為蕎麥類容易有消化不良的問題；也要少吃大豆類，避免脹氣。

②腎臟病患者：腎臟病患者反而需要吃精製白米。因為五穀雜糧的蛋白質、鉀、磷含量偏高，當成主食容易吃多，患者身體無法耐受。有醫務人員說，不時會遇到患者瀕臨洗腎危機時，回家趕緊捨棄白米飯，換吃五穀雜糧，想重振健康；結果三個月後複診抽血檢測，發現患者的鉀、磷突然飆高，仔細問才知道患者聰明反被聰明誤的作法。

③糖尿病患者：糖尿病患者要控制澱粉攝取，即使吃五穀雜糧，也要控制，而且五穀雜糧雖然因為纖維含量多，有助於降血糖，但一旦糖尿病合併腎病變，這時就不能吃雜糧飯，得回過頭來吃精白米，不少患者因此困惑不已。

④痛風患者：痛風患者吃多豆類，會引發尿酸增高，五穀當中的豆類攝取分量要降到最低。

下列患者不宜食用花生：①跌打損傷者：跌打瘀腫者不宜食用花生，這是因為花生含有一種凝血因數子，跌打損傷、血脈瘀滯者食用花生後，可能會使血瘀不散，從而加重病情。②胃腸功能弱者：胃腸功能比較弱的人也不

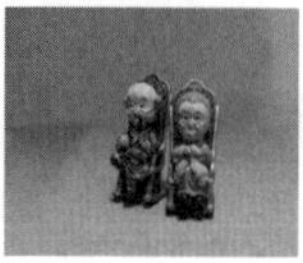

要多吃花生。這類人群食用花生後容易造成腹瀉症狀。③高脂血症患者：因為花生中的脂肪含量較高，多食用花生會使血液中的脂肪增多，容易導致動脈硬化或心臟病的發生。④上火、口腔潰瘍者：容易上火或患口腔潰瘍的人也要少吃花生，因為食用花生容易加重身體的火氣，使得病情加重而不容易痊癒。

(2)吃粗糧要秉承的原則

①不分開會影響鈣吸收，不能營養最大化：越來越多的人喜歡吃粗糧，粗糧內的膳食纖維素及B群維生素含量較高，能促進腸蠕動，能使大便變軟暢通，同時對預防腸癌和由於血脂過高導致的心腦血管疾病都有很大的好處。然而，吃粗糧要吃得對，吃得適量，如果不加控制地超量攝取，或者用不正確的方式吃粗糧，不僅難以產生維護健康、防治疾病的作用，相反，還可能造成諸多問題。

英國最新研究證實：「有些食物會嚴重抑制機體鈣的吸收，包括全燕麥、麩糠，這些食物中含肌醇磷酸（常見於蕎麥和豆類食物中）。也就是說，如果你在早餐中喝二百五十CC牛奶，同時吃全穀食品，那麼你所能吸收的鈣非常少，只是單獨喝二百五十CC牛奶所能吸收鈣的一小部分。」所以，想透過喝牛奶來補鈣的朋友還是盡量和粗糧間隔一段時間再吃。很多人習慣早上或者晚上臨睡前喝杯牛奶，建議早上喝牛奶的人，可以每天中午增加粗糧的攝入；而晚上如果攝入粗糧，最好間隔兩小時後再喝牛奶。這樣就能各取所需、各盡所能，實現食物營養最大化。至於進食粗糧的具體數量則可以用纖維素作為標準來衡量，與人體每日吸收的熱量成正比。一般來說成人日吸收熱量為一千八百卡，需要纖維素二十五克。只要適量適時攝入，粗糧對人體有益無害。

②粗糧雖好，不宜多吃：很多年紀大的人喜歡吃粗糧，一方面是在懷念過去的生活，另一方面也認為它營養高、口感好。可是，粗糧雖好，也最好不要多吃。因為其中含有過多的食物纖維，會阻礙人體對其他營養物質的吸收，降低免疫能力。就拿紅薯來說吧，雖然是一種價廉味美的健康食品，但由於它含有特殊的紅薯澱粉和纖維，如果不蒸熟煮透，很容易在腸胃內產酸、產氣，引起肚脹、胃灼熱感等腸胃不適症狀。由於粗糧中含有的纖維素和植酸較多，每天攝入纖維素超過五十克，而且長期食用，會使人的蛋白質補充受阻、脂肪利用率降低，造成骨骼、心臟、血液等臟器功效的損害，降低人體的免疫能力，甚至影響到生殖力。

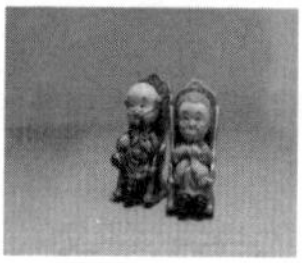

此外，蕎麥、燕麥、玉米中的植酸含量較高，會阻礙鈣、鐵、鋅、磷的吸收，影響腸道內礦物質的代謝平衡。所以，吃粗糧時應增加對這些礦物質的攝入。此外，老年人由於胃腸功效減弱，吃粗糧多了會腹脹、消化吸收功效減弱。時間長了，會導致營養不良。缺鐵和鋅還會造成老年人貧血和大腦早衰。老人每天的纖維素攝入最好不要超過三十五克。

③粗糧也得挑著吃：粗糧對身體的益處已被大家所熟知，可是並不是人人都適合吃粗糧。不同身體狀況的人選擇適合自己的粗糧，才能達到養生保健的目的。胃腸不好的選擇吃小米、大黃米和糙米。胃腸不好的人要做到粗糧細吃，食物要求以軟爛為宜，煮粥吃容易消化，完全不會增加消化系統的負擔。小米最適合熬粥，有健胃和中的作用，益五臟，補虛損，十分適合胃腸不好的人群和老人食用。此外，大黃米、糙米也不錯。血糖、血脂高或身體肥胖的人，適合吃燕麥。

有關研究證明，裸燕麥能預防和治療由高血脂引發的心腦血管疾病。長期食用燕麥片，還有利於糖尿病和肥胖的控制。需要提醒的是，選購燕麥片、燕麥點心一定要注意配料表中燕麥的含量。貧血的人適合吃小米和黃豆，有利於補鐵。小米含鐵量突出，有很好的補血效果。黃豆中鐵含量也很豐富。小米除熬粥外，還可以和大米一起蒸成「二米飯」。黃豆的吃法也不只是磨豆漿喝，把黃豆煮熟後可炒菜吃，如蘿蔔炒黃豆、臘腸炒黃豆等。

體質較熱的多吃綠豆和蕎麥。綠豆味甘性寒，有中和解毒、清涼解渴的作用，蕎麥是寒性的粗糧，這兩種食物最適合熱性體質。綠豆可以煮粥或者做成綠豆湯，而蕎麥可以做成蕎麥麵條。容易水腫的吃紅豆和薏仁。利尿去水腫，首推薏仁。薏仁的利尿作用能排出體內多餘的水分，消水腫的同時還將毒素廢物一併排出。紅豆中含有促進利尿作用的鉀，所以兩者同吃，是水腫體質人群利尿去水腫的不二法寶。

④粗糧最好在晚餐食用：食用粗糧最好安排在晚餐，正常人吃的頻率以二天一次為宜，如果是因為「三高」病情需要的話，也可安排一天二次。至於進食粗糧具體數量則可以用纖維素作為基準來衡量，與人體每日吸收的熱量成正比。一般來說成人日吸收熱量為一千八百卡，需要纖維素二十五克，二千四百卡熱量則為三十克纖維素，二千八百卡熱量為三十五克纖維量。一～十八歲的人群需要的纖維素以年齡數加五～十克為宜。

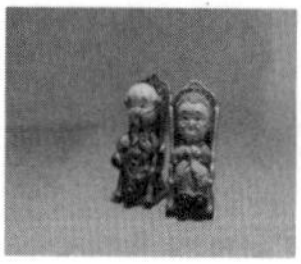

2老年人營養粗糧推薦

(1)老年人營養粗糧豆漿

①五穀豆漿：乾黃豆五分之一杯，乾大米、乾小米、乾小麥仁、乾玉米渣按一：一：一：一的比例混合均勻後，量取三分之二杯。作法：將乾黃豆預先浸泡好，乾大米、乾小米、乾小麥仁、乾玉米渣和泡好的黃豆洗淨，混合後放入全自動豆漿機杯體中，加水到上下水位線之間，接通電源後按鍵，十幾分鐘自動做好五穀豆漿。功效：健脾養胃。

②黃豆漿：黃豆八十五克，水一千二百CC（容量可根據個人需要隨意增減）、糖適量。作法：豆子洗乾淨，泡上幾個小時等豆子完全脹開，然後和適量的水一起榨豆漿，煮的時候可以和豆渣一起煮，也可以分開，再用豆漿濾網過濾後即可食用。功效：補虛、清熱化痰、通淋、利大便、降血壓、增乳汁。建議：加三～五粒杏仁於食材中，則所熬豆漿更鮮、更濃。

③芝麻黑豆漿：黑芝麻、花生各十克，黑豆八十克，水一千二百CC，糖適量。作法：將花生與黑豆浸泡六～十小時，備用；將黑芝麻與浸泡過的花生、黑豆一起放入豆漿機，加入適量水，打碎煮熟，再用豆漿濾網過濾後即

可食用。功效：烏髮養髮、潤膚美顏、滋補肝腎、潤腸通便。

④豆漿冰糖米粥：黃豆八十五克，大米與冰糖各五十克，水一千二百CC。作法：先做好黃豆漿，再將黃豆漿與米（可浸泡半個小時）、冰糖一起放入鍋內，慢火熬煮到黏稠狀即可。功效：養顏潤肺。

⑤芝麻蜂蜜豆漿：豆漿七十克，黑芝麻二十克，蜂蜜四十克，水一千二百CC。作法：黃豆浸泡六～十小時，備用；將黑芝麻與浸泡過的黃豆放入豆漿機，加入適量水，打碎煮熟，再用豆漿濾網過濾後即可食用。功效：養顏潤膚、烏髮養髮。

⑥五豆豆漿：黃豆三十克，黑豆十克，青豆十克，豌豆十克，花生米十克，水一千二百CC，糖適量。作法：五種豆類浸泡六～十小時，備用；將浸泡好的五豆一起放入豆漿機，加入適量水，打碎煮熟，再用豆漿濾網過濾後即可食用。功效：降脂降壓、強筋健脾、保護心血管。

⑦清甜玉米豆漿：黃豆六十克，甜玉米三十克，銀耳十克，枸杞十克，冰糖適量。作法：將黃豆加水，充分浸泡並洗淨，銀耳浸泡二小時並撕碎洗淨。枸杞、甜玉米混合後裝入全自動豆漿機杯體中，加水至上下水位間，接通電源，待豆漿製好後可以加入適量冰糖。功效：清心潤肺。

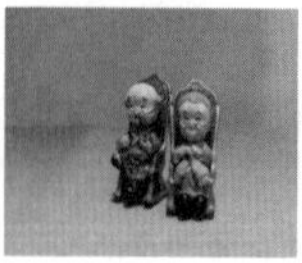

⑧花生豆漿：花生三十克，黃豆四十克，水一千二百CC。作法：A將黃豆、花生浸泡六～十小時，備用。B將泡好的黃豆和花生裝入豆漿機網罩內，將清水裝入杯體，啟動豆漿機，十幾分鐘後即成。功效：補血益氣、滋陰潤肺，適用於體虛瘦弱、大病初癒及健康人養生保健。

⑨黑豆芝麻漿：黑豆五十克，花生十五克，黑芝麻五～十克、水適量。作法：A將黃豆、花生浸泡六～十小時。B將泡好的黑豆、花生和黑芝麻一起裝入豆漿機網罩內，杯體內加入清水，啟動豆漿機，十幾分鐘後豆漿煮熟。功效：烏髮養顏、解表清熱、滋養健體。

⑩綠豆漿：綠豆八十克，白糖五十克，清水適量。作法：A將綠豆洗淨，浸泡六～十小時。B將泡好的綠豆放入豆漿機網罩中，杯體中加入清水，啟動機器，十幾分鐘後豆漿煮熟。C趁熱往杯體內加入白糖，不願喝甜的也可不加糖。功效：清熱解暑、利水消腫、潤喉止渴、明目降壓。

⑪消暑二豆飲：黃豆四十五克，綠豆三十克，白糖五十克，清水適量。作法：A將黃豆、綠豆浸泡六～十小時。B將泡好的豆裝入豆漿機網罩中，杯體中加入清水，啟動機器，十幾分鐘後豆漿煮熟。C趁熱往杯體內加入白糖，調勻即成，不願喝甜的也可不加糖。功效：消暑止渴、清熱敗火。

⑫「三加一」健康豆漿：青豆四十克，黃豆二十克，綠豆十五克，清水適量，白糖適量。作法：A將三豆浸泡六～十小時。B將泡好的三豆放入豆漿機網罩中，杯體中按規定加入清水和白糖，啟動機器，十幾分鐘後豆漿煮熟。功效：清熱解暑。

⑬紅棗綠豆豆漿：紅棗（去核）十五克，綠豆二十克，黃豆四十克，白糖五十克，清水適量。作法：A將綠豆、黃豆浸泡六～十小時。B將紅棗洗淨與綠豆、黃豆一併放入豆漿機網罩中，杯體中加入清水，啟動機器，十幾分鐘後豆漿煮熟。C趁熱往杯體內加入白糖，攪勻即成，不願喝甜的也可不加糖。功效：補氣提神、消暑涼血。

(2)老年人營養粗糧糊

①花生米糊：大米六十克，花生三十克，生薑五片。作法：A將大米、花生清洗乾淨後與薑片一起放入豆漿桶內，杯體內加水至上、下水位線之間。B直接把機頭（不需裝任何網）放到杯體上，接通電源，按「選擇」鍵，再按「開關」鍵，十幾分鐘自動做好花生米糊。功效：花生與米做成糊提高了營養成分，對動脈硬化和高血壓冠心病有預防作用，此糊經常食用，有助於提高記憶力。

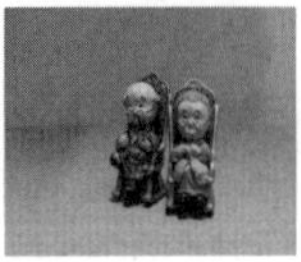

②紅薯米糊：紅薯二百五十克，大米三十克，燕麥二十克，生薑五片。作法：A將紅薯清洗乾淨後切成粒狀與清洗乾淨的大米、燕麥、薑片一起放入豆漿桶內，桶內加水至上、下水位線之間。B直接把機頭（不需裝任何網）放到杯體上，接通電源，按「選擇」鍵，再按「開關」鍵，十幾分鐘自動做好紅薯米糊。功效：紅薯含有獨特的黃酮素成分，這種物質即防癌又可抑制膽固醇的累積，能保持血管彈性，紅薯熱量低，是理想的減肥食品，其與燕麥、大米、薑片做成糊，更顯其獨特功效。

③小米芝麻米糊：大米六十克，芝麻三十克，生薑五片。作法：A將大米、芝麻清洗乾淨後，與薑片一起放入豆漿桶內，桶內加水至上、下水位線之間。B直接把機頭（不需裝任何網）放到杯體上，接通電源，按「選擇」鍵，再按「開關」鍵，十幾分鐘自動做好芝麻米糊。功效：芝麻富含維生素A、維生素E以及鐵、鈣等重要的微量元素，具有抗氧化作用，可以護肝保心，護髮嫩膚。

④小米核桃米糊：小米七十克，核桃三十克，生薑五片。作法：A將小米、核桃清洗乾淨後，與薑片一起放入豆漿桶內，桶內加水至上、下水位線之間。B直接把機頭（不需裝任何網）放到杯體上，接通電源，按「選擇」

鍵，再按「開關」鍵，十幾分鐘自動做好小米核桃米糊。功效：補血益氣、健身、補腦。

⑤黑豆芝麻蜜：大米一杯，黑豆、黑芝麻各三分之一杯，蜂蜜少許。作法：將黑豆浸泡六～十小時，炒香芝麻，米洗淨裝入網罩內；往杯體內加入定量清水，稍涼加入蜂蜜即可飲用。功效：強身健腦、增髮益智。

⑥花生芝麻糊：A大米一杯，芝麻和花生各二分之一杯。作法：將芝麻、花生炒香備用；將炒香的花生、芝麻和米洗淨裝入網罩內。功效：潤五臟、補肺氣、降血脂。B黍米一杯，花生仁二分之一杯，芝麻二分之一杯，淡奶、砂糖適量。作法：先將芝麻淘淨，瀝乾水分，炒香，花生仁炒香，去衣。米清洗乾淨，浸透，同芝麻、花生混合，置於容器中，最後加入清水、淡奶和砂糖，可加入少量花生醬增加風味。功效：花生含有胺基酸、卵磷脂、纖維素等多種元素，對高血壓和貧血有顯著療效。

⑦花生蓮子羹：大米一杯，花生、蓮子各二分之一杯。作法：A將花生炒香，B蓮子用開水浸泡至發軟，C將炒香的花生、泡好的蓮子和米洗淨裝入網罩內。功效：益氣補腎、降血脂、健脾胃、止瀉痢。

⑧杏仁糊：大米一杯，杏仁三分之二杯。作法：A將杏仁和米洗淨裝入

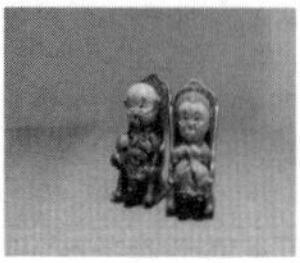

杯內；往杯體內加入定量清水。功效：治咳嗽、除肺熱、潤聲氣、潤心肺。

B甜杏仁三分之一杯，苦杏仁幾顆，清水泡軟去皮；大米三分之二杯，清水泡軟，加清水、適量冰糖放入容器中。

(3)老年人營養粗糧粥

①南瓜黑米粥：南瓜二百克，黑米一百五十克，大棗六十克。作法：將南瓜洗淨去柄切開，取出種子切片，將黑米、大棗洗淨，一起放入鍋內，加水一千CC，先用猛火煮沸，後改用小火，煮至米爛即可。功效：黑米具有滋陰補腎、健身暖胃、明目活血、清肝潤腸等功效，對頭昏目眩、貧血白髮、腰膝酸軟、夜盲、耳鳴症療效尤佳，長期食用可延年益壽。

②烏髮黑米粥：黑芝麻、黑米、白糖。作法：先將黑芝麻適量，淘洗乾淨，曬乾後炒熟研碎，每次取二十五克，同黑米五十克煮粥，粥成後加白糖適量，調和食之。功效：《本草經疏》曰：「（黑芝麻）氣味和平，不寒不熱，補肝腎之佳穀也。」「鬚髮不烏用之良」（《本草求真》）。黑芝麻含有豐富的維生素E、亞油酸、芝麻酚等。與黑米成粥，可營養毛囊細胞，促進毛髮生長，增光澤。日本也把本品列為二十五種健身食品之一，腦力工作者用之最好。

③解煩黑米粥：酸棗、黑米。作法：將酸棗五克洗淨，入鍋加適量水煮成汁；再下黑米一百克熬粥，空腹食之尤佳。功效：元代御醫忽思慧著《飲膳正要》載：「酸棗味甘平無毒，主心腹寒熱邪結氣聚，除煩。」與黑米配伍成粥，不但可治心煩不得睡臥，且治虛勞。

④黑米粥：黑米一百克，紅糖適量。作法：先將黑米洗淨，放入鍋內加清水煮粥，待粥者至濃稠時，再放入紅糖稍煮片刻即可食用。功效：營養專家稱黑米是一種蛋白質高、維生素及纖維素含量豐富的食品，還含有人體不能自然合成的多種胺基酸、礦物質等，具有滋陰補腎、明目聰耳的功效，適用於治療肺燥咳嗽、大便祕結、小便不利、腎虛水腫、食欲不振、脾胃虛弱等。

⑤蘋果麥片粥：燕麥片三大匙，牛奶四分之一杯，蘋果六分之一個，胡蘿蔔三分之一個。作法：首先，將蘋果和胡蘿蔔洗淨。其次，將燕麥片一大匙胡蘿蔔放入鍋中，倒入牛奶及四分之一杯水用小火煮，煮開後再放入二大匙擦好的蘋果直至煮爛。功效：燕麥作為一種古老的糧食作物，生長在海拔一千～二千七百公尺的高寒地區，具有高蛋白低碳水化合物（糖類）的特點；同時燕麥中富含可溶性纖維和不溶性纖維，能大量吸收人體內的膽固醇

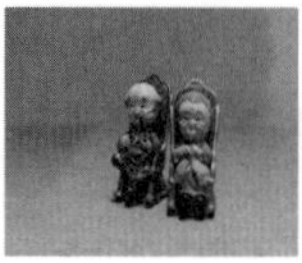

並排出體外，這正符合現代所宣導的「食不厭粗」飲食觀。燕麥含有高黏稠度的可溶性纖維，能延緩胃的排空，增加飽腹感，控制食欲。

⑥草莓牛奶燕麥粥：全脂奶一百CC，即食燕麥片二湯匙，草莓果醬一小匙。作法：將牛奶倒入小鍋中，再加入燕麥片及草莓果醬，攪勻後，以小火加熱，不需煮開，到牛奶不冰的溫度即可，離火放涼，麥片完全軟化後，就可食用了。功效：養胃美白，經常食用可對心腦血管病發揮一定的預防作用，對糖尿病患者也有非常好的降糖、減肥功效。

⑦肉末麥片粥：燕麥片一百五十克，豬瘦肉一百五十克，雞蛋一個，青蔥末二十克，熟豬油、精鹽、胡椒粉、料酒、太白粉各適量。作法：將豬瘦肉剁成泥，調入料酒、鹽、蛋液、太白粉用力攪成肉糊。將燕麥片用二百五十克水浸透再加五百克水用小火煮成粥狀，徐徐調入豬油、胡椒粉，再淋上豬油和青蔥末即可。功效：適宜慢性病、脂肪肝、糖尿病、水腫、習慣性便祕者食用；適宜體虛自汗、多汗、易汗、盜汗者食用；適宜高血壓病、高脂血症（脂血症）、動脈硬化者食用。

⑧燕麥南瓜粥：燕麥三十克，大米五十克，小南瓜一個，蔥花、鹽適量。作法：首先，南瓜洗淨削皮，切成小塊；大米洗淨，用清水浸泡半小

時。其次，鍋置火上，將大米放入鍋中，加水五百克，大火煮沸後換小火煮二十分鐘；然後放入南瓜塊，小火煮十分鐘；再加入燕麥，繼續用小火煮十分鐘。熄火後，加入鹽、蔥花等調料。功效：燕麥可以有效地降低人體中的膽固醇，經常食用，即可對中老年人心腦血管病發揮一定的預防作用；經常食用燕麥對糖尿病患者也有非常好的降糖、減肥功效；燕麥粥有通大便的作用，很多老年人大便乾，容易導致腦血管意外，燕麥能緩解便祕；它還可以改善血液循環，緩解生活工作帶來的壓力；含有的鈣、磷、鐵、鋅等礦物質有預防骨質疏鬆、促進傷口癒合、防止貧血的功效，是補鈣佳品；燕麥中含有極其豐富的亞油酸，對脂肪肝、糖尿病、水腫等也有輔助療效，對老年人增強體力，延年益壽也是大有裨益的。南瓜含有蛋白質、胡蘿蔔素、維生素、人體必需的八種胺基酸、鈣、鐵等成分。南瓜的營養成分較全，營養價值也較高。嫩南瓜中維生素C及葡萄糖含量比老南瓜豐富；老南瓜則鈣、鐵、胡蘿蔔素含量較高，這些對防治哮喘病均有利。中醫認為南瓜有補中益氣、消炎止痛的功能。可用於氣虛乏力、痢疾、支氣管哮喘等證。

⑨蘋果肉桂燕麥粥：燕麥片、肉桂粉、蘋果（去皮切小塊）、蜂蜜、葡萄乾（注意要買黑色的那種）。作法：把分量為燕麥片兩倍的水燒開，然

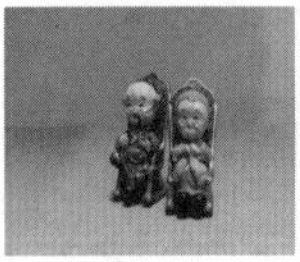

後加入燕麥片和蘋果塊，略加攪拌。大概一分鐘之後調成小火，加入葡萄乾再煮大概五分鐘，待煮到鍋裡幾乎看不到多餘水分之後，撒上肉桂粉即可收火。把煮好的燕麥片盛到大碗裡，淋上蜂蜜，吃的時候再倒入冰牛奶就可以了。功效：蘋果中含有大量的鎂、硫、鐵，銅、碘、錳、鋅等微量元素，可使皮膚細膩、紅潤有光澤。肉桂補火助陽，引火歸源，散寒止痛，活血通經。

⑩香蕉片燕麥粥：燕麥片（要耐煮的，不要快熟的）、香蕉。作法：少許水燒開，加麥片，煮三分鐘出鍋，上面灑上切好的香蕉片。功效：香蕉奶香麥片粥具有可溶性纖維素，能夠降低膽固醇，增加腸胃蠕動，有排毒和減肥的作用。

⑪玉米粒燕麥粥：燕麥片、甜玉米粒，比例基本為一：一。作法：首先，鍋裡水燒開。其次，放入燕麥片和玉米粒，時不時攪拌，十分鐘左右。功效：玉米中的纖維素含量很高，具有刺激胃腸蠕動、加速糞便排泄的特性，可防治便祕、腸炎、腸癌等；玉米中含有的維生素E則有促進細胞分裂、延緩衰老、降低血清膽固醇、防止皮膚病變的功能，還能減輕動脈硬化和腦功能衰退；研究人員指出，玉米含有的黃體素、玉米黃質可以對抗眼睛

老化，此外，多吃玉米還能抑制抗癌藥物對人體的副作用，刺激大腦細胞，增強人的腦力和記憶力。

⑫豆漿麥片粥：豆漿、燕麥片、草莓、蜂蜜。作法：豆漿倒入鍋裡，然後倒入速食的燕麥片，煮開以後，轉中小火繼續煮五分鐘左右，注意一直攪動，加入葡萄乾，攪勻盛出即可。功效：豆漿營養非常豐富且易於消化吸收，是防治高血脂、高血壓、動脈硬化、缺鐵性貧血、氣喘等疾病的理想食品。

⑬麥片紅棗粥：燕麥片一百克，紅棗十五枚。作法：把紅棗洗淨、去核，用水適量煮沸，棗爛後，撒入燕麥片調勻，煮五分鐘即可。每天早、晚分食。功效：健脾養血，益氣生津；對慢性氣管炎、血小板減少症、白細胞減少症、失眠症、疲勞綜合症、貧血均有療效。

⑭麥片百合粥：燕麥片一百克，百合二十五克。作法：把百合用水煮熟，撒上燕麥片攪勻，煮沸五分鐘。每天早、晚分食。功效：潤肺止咳、補虛斂汗；對慢性氣管炎、自汗、盜汗、肺結核、支氣管哮喘有療效。

⑮燕麥黑芝麻粥：大米、燕麥、黑芝麻、白糖。作法：首先，燕麥用水泡開備用。其次，將大米和黑芝麻煮成粥，出鍋前放入燕麥，再煮五分鐘，

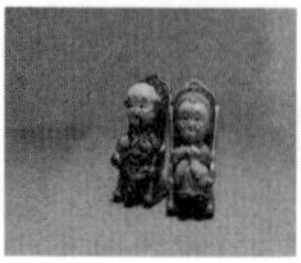

放入適量白糖攪勻即可。功效：在各種糧食當中，以燕麥的鈣含量最高，是精製大米的七．五倍之多，大麥次之。論其維生素、蛋白質和膳食纖維含量，也遠遠優於大米、白麵。盡管燕麥中的鈣吸收率不如牛奶中的鈣，但仍然對預防缺鈣有益。

第四章　老年人營養湯譜

有句話說：「吃得好不如吸收得好。」對老人來說，更是這個理。老年人的消化能力和年輕人有很大差別，年輕人吃一份食物，百分之九十五的營養成分都會被身體吸收；而老年人則只有大約百分之五十能被身體吸收。湯類食物，經過人們烹飪加工後，不僅口感、營養可以兼顧，更重要的是適合老人的咀嚼方式和胃腸功能。

1老人適當多喝點湯

由於老年人體內含水量逐漸下降，若不適量增加飲水，會使血液黏稠度增加，易誘發血栓及心腦疾患，還會影響腎臟的排泄功效。因此，老年人每日餐前應多喝一些清淡的湯。

湯有多種，但無外乎以下三類。①清湯：多以蔬菜為主，如：白菜湯、絲瓜湯、冬瓜湯等。食材可以選用冬瓜、絲瓜、黃瓜、冬菇、菜乾、豆腐等，飲用這類湯一般無禁忌。②濃縮湯：以骨頭和去皮肉為主，長時間燉出的濃湯，或以豬蹄、豬排骨、雞爪、連皮家禽、肥肉類煮成的飽和脂肪含量高的肥膩湯。這類湯由於含有大量嘌呤，痛風患者不宜喝。同時，這類湯對胃腸道有一定刺激，故胃腸功能虛弱者、老年人、兒童、孕產婦等也不宜喝。③其他湯：加有果實類（如木瓜、蘋果、蜜棗、紅棗、枸杞子、蓮子等）、藥材類（如黨參、當歸、天麻等）、根莖類或乾豆類的湯水，入口甜味或粉質感重的，喝得太多，會升高血糖，因此只宜少量飲用。

2東西南北養生湯

民間流傳各種「食療湯」，如鯽魚湯通乳，紅糖生薑湯驅寒發表，綠豆湯消涼解暑，蘿蔔湯消食通氣，銀耳湯補陰等。湯可以說是「廉價的健康保險」，從地域上來說，中國東南西北各地，就各有不同的特色。

①東：宋嫂魚羹。宋嫂魚羹是南宋流傳下來的名湯。它是將主料鱖魚蒸熟，剔去皮骨，加火腿絲、香菇末、竹筍末及雞湯等烹製而成。其中鱖魚營養豐富，肉質細嫩，極易消化，老少皆宜。

②西：胡辣湯。胡辣湯擁有上千年歷史，它起源於河南，流傳於陝西。胡辣湯以其食材豐富而著稱，牛肉丸、白菜、馬鈴薯、胡蘿蔔是其必要食材，這符合了食物的多樣化要求，其中加入胡椒，使其具有增加食欲、健胃祛風的作用。

③南：花旗參烏雞湯。廣東人最愛喝湯，而且講究喝老火湯，老火湯種類繁多，在此向大家推薦一款花旗參烏雞湯。烏雞被人們稱為「名貴食療珍禽」，富含蛋白質、B群維生素、胺基酸和多種微量元素，它的膽固醇和脂肪含量很低，而花旗參具有益氣、養胃、生津功效，能補益五臟，治脾胃虛弱，可溫精養血。

④北：酸菜排骨湯。東北天氣寒冷，喝湯能產生驅寒的作用。東北人愛吃酸菜，爽口的酸菜湯可以解油膩、促消化。酸菜中還含有大量乳酸菌，有保持胃腸道正常生理功能的作用。

3 餐前別喝老火湯

「寧可食無肉，不可飯無湯。」在我們身邊有很多這樣的人，他們認為吃飯若是不喝湯，就稱不上一頓飯，而且吃得不舒服。很多人以為，喝湯是一件很簡單的事，殊不知，只有正確地喝湯，才能既吸收營養，又避免脂肪堆積。在這方面，我們有哪些需要注意的呢？俗話說「飯前喝湯，苗條健康；飯後喝湯，越喝越胖。」飯前先喝幾口湯，有利於食物稀釋和攪拌，促進消化吸收。最重要的是，飯前喝湯可使胃裡的食物充分貼近胃壁，增強飽腹感，降低食欲。餐後再喝湯容易導致營養過剩，造成肥胖。餐前的湯怎麼喝也很有講究。

老火湯、燉湯其實不適合餐前喝，因為其油鹽含量很高，多喝反而不利健康。最好選擇口味清淡的蔬菜湯，不僅爽口，還不會增加過多的熱量。經常感到胃脹、反酸的人通常消化不好、胃酸分泌較少，不宜餐前喝湯，因為這樣容易沖淡胃液，更不利於食物的消化吸收。需要特別提醒的是高血壓、高血脂、肥胖症患者，在外就餐盡量別喝湯。餐館做湯除了加入鹽外，還要加入等量的雞精、味精。雞精粉的鈉含量大概相當於普通鹽的一半，而味精

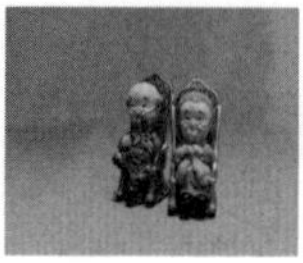

含鈉量大概相當於鹽的六分之一。所以，那些鮮美異常的湯鈉含量非常高，對健康不利。

4 喝湯禁忌與盲點

①感冒的時候不適合燉湯進補，就連品性溫和的西洋參也最好不服用，因為這些滋膩的湯容易加重感冒症狀。

②取湯而棄肉。一般人認為營養都集中在湯裡，所以燉好的湯就只能喝湯，對於裡面的肉類、中藥就棄之不理了，其實這大錯特錯了。營養學家們近幾年來發現，無論燉湯的時間有多長，肉類的營養也不能完全溶解在湯裡，所以喝湯後還要吃適量的肉。此外，中藥味道比較怪異，讓人難以接受，所以一般人都不會理會，但有些中藥價值昂貴、營養豐富，所以不應該浪費掉。

③燉參湯的時間越長越好。老人的習慣通常是將參類早早地放到湯裡，一燉就是二~三個小時，認為這樣才能將人參的營養都溶於湯中。其實參類中含有一種人參皂苷，倘若煮得時間過久，就會分解，失去其營養價值，所以，燉參湯的最佳時間是四十分鐘左右。

第五章 老年人營養麵食

1營養麵食好處多

麵的種類非常豐富，除了最普通的用小麥粉製成的麵條外，蕎麥、燕麥等用雜糧做成的麵條保健作用更好。其中，最突出的要屬蕎麥麵。蕎麥中的維生素B和煙酸含量較高，而且，有一種叫蘆丁的成分，是其他穀類中很少有的。煙酸和蘆丁具有降血脂、軟化血管、預防腦出血的作用，因此，蕎麥面適合患有高血脂、高血壓、冠心病的人食用。

此外，蕎麥麵還具有輔助降低血糖的作用，糖尿病患者可以多吃一些。但要注意，蕎麥麵性涼，脾胃虛寒者應盡量少吃。燕麥麵和豆麵也具有降血脂和輔助降血糖的作用，是中老年人的食療佳品，但燕麥麵有通利小便的作用，遺尿患者最好少吃。豆麵一般用綠豆或黃豆製成，蛋白質含量較高，為了避免加重腎臟負擔，患有腎炎和腎功效不全者要慎食。除了雜糧麵外，目前市場上還有五顏六色的蔬菜麵，用新鮮的菠菜、南瓜、番茄、白菜、胡蘿蔔等蔬菜汁和麵粉做成，與普通的麵條相比，蔬菜麵不僅口感好，而且含有更多的維生素、微量元素和纖維素，營養價值較高。

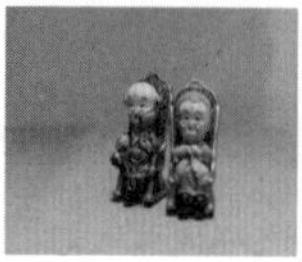

悶熱、潮濕是夏季的特點，吃點清涼爽口的涼麵能發揮解暑的作用。但是，現代人在生活中對冷氣的依賴性越來越強，不管是辦公場所、家裡還是飯店，常常是冷氣撲面，因此身體很少出汗，這時涼麵就不如熱湯麵對健康更有利了。此外，從保護腸胃的角度考慮，老年人、產婦、脾胃虛寒者也應少吃或不吃涼麵。

吃點熱湯麵，讓身體適度出汗，可以帶走體內的暑濕之邪。熱湯麵不僅可以預防暑濕所導致的疾病，還有治療的作用。感受風寒後往往會出現鼻塞、流鼻涕、身重、頭痛等症狀，煮一碗熱湯麵，加入蔥白及胡椒粉，趁熱吃下，出汗後基本能痊癒。需要提醒您的是，麵條在水煮過程中有約百分之二十的B群維生素溶解在湯裡，因此，吃麵的時候最好連湯一起喝。

此外專家還認為，夏天是小麥收穫的季節，吃麵時最好選擇用新小麥粉製成的麵條，它不僅口感好，營養價值也要比舊麵高。長期存放的小麥不僅少了新鮮小麥濃郁的麥香，營養成分也會改變，特別是小麥胚中維生素E、葉酸等營養物質的含量會降低。因此，選擇新麵會讓麵條更香、更有營養。

除了我們常說的麵條對老年人有益之外，帶餡麵食也好處多多。帶餡麵食是我國的傳統食品，如包子、餃子、燒賣、餛飩等。醫學專家做了仔細分析：帶餡麵食最大的優點是營養素齊全，符合人體需要。它既是主食，又兼副食；既有葷菜，又有素菜，含有符合人體需要的多種營養素，並能產生各種營養互補作用，符合平衡膳食的要求。

麵粉做的皮，含有多種維生素和微量元素，可以促進腸蠕動，使大便通暢，且大白菜、蘿蔔、扁豆和青菜的含量比較豐富，營養價值很高。豬肉或牛肉、羊肉可以補充優質蛋白，一般調餡時還會放點油，特別是植物油，這就增加了體內的植物類脂肪。此外，醫學專家提倡在餡中加些蘑菇、海帶、黑木耳、蔥、薑等食物。蘑菇是抗癌的好食品，蔥、薑等調料則有殺菌的作用。

帶餡麵食能將所需要的各種營養素基本攝入，有的人還喜歡在點餐時多嘗幾種餡，對於攝入營養的多樣性和豐富性更是錦上添花。帶餡麵食還有一個特點是味道鮮美，容易消化。由於用各種鮮肉、蛋、魚、蝦和時令新鮮蔬菜做餡，再放些人們喜愛的調料，使帶餡麵食有獨特風味，格外鮮香可口，因而增加食欲。特別是冬天，帶餡麵食的餡剁得很細，容易消化，做出來熱乎乎的，對一些上了年紀、代謝不是很旺盛的老人來說，既對腸胃消化有利，又可以補充熱量，無疑是理想的食品。

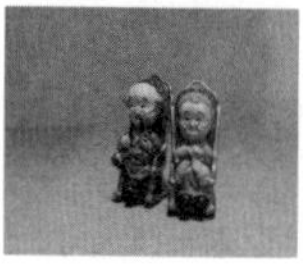

常吃帶餡麵食還可以防止養成偏食的不良習慣。不愛吃葷菜的人，優良蛋白質的來源會大大受到限制；偏吃葷菜的人，又會導致熱能過剩和各種維生素及無機鹽的缺乏。吃帶餡麵食，葷、素菜兼備，含有人體必需的多種營養素，可有效改變偏食習慣。

2營養新主張——「五高一低」新食麵

麵食也是我們日常的主食之一，很多人喜歡吃麵條，尤其在天寒地凍的十月以後，撈起熱騰騰的麵條吃到肚子裡去，有一種幸福的溫暖和飽足感。不過營養專家提醒我們，愛吃麵食也要注意營養才能吃得健康。

多親近雜糧，就多了幾分健康。因雜糧的口感普遍不上口，所以造成人們的主食避粗求精。特別是在麵條這一重頭食品中，吃到方便、口感細膩、營養豐富的各種五穀雜糧麵更是一種奢望。食品公司研發的新食麵生產線，以五穀雜糧為食材，產品投放市場以來，以其「五高」「一低」，被消費者稱為營養主食線。

「五高」：

一是雜糧新食麵中微量元素含量高，可為人類提供豐富的鐵、鈣、磷、硒、鋅之類，而這些微量元素在精白麵中含量甚微。

二是雜糧新食麵中膳食纖維高，既有可溶性的，也有不能被人體吸收的粗纖維，能有效緩解和預防現代人高發的便祕，減少結腸癌的發病率。

三是雜糧新食麵鹼酸中和性高，它的偏鹼性可中和人體酸性環境，緩解疲勞，增強體能，並可透過清除垃圾、保留水分，發揮良好的美容效果。

四是雜糧新食麵中維生素含量高，維生素E、維生素B、β胡蘿蔔素等，能幫助人體清除氧自由基，活化機體酶活性，改善內環境平衡，產生積極的延緩衰老作用。

五是蛋白質、胺基酸比例高，新食麵營養豐富，營養素全面均衡，含有高比例的蛋白質、胺基酸，其營養效果遠遠超過精米白麵，可起營養互補作用，是老年人的最佳主食。

「一低」：雜糧新食麵熱量低，相對而言體積大，在腸胃中滯留時間長，可使人產生飽脹感，是糖尿病、高脂血症和減肥者的最佳首選主食。

健康是人生最寶貴的財富，隨著人類文明的不斷發展，人們越來越希望主食能使人類更健康，新食麵生產線為人類提供了良好優質的營養主食，為主食市場創造了巨大的商機。

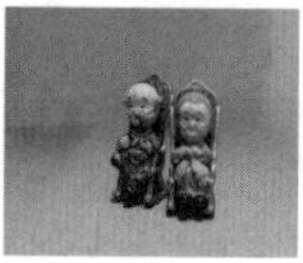

第六章　老年人營養粥

1老人喝粥多福多壽

粥是老人養生的一大法寶。民間有「老人喝粥，多福多壽」的說法。生活在如皋和巴馬的百歲老人中有百分之七十四的人每天早晚都要喝粥。許多老人透過早晚喝粥，甚至治好了胃痛、失眠和便祕的毛病。粥古時稱包糜、酏，俗稱稀飯，是東方餐桌上的主食之一。粥有兩種類型，一是單純用米煮成的，另一種是用中藥和米煮成的，這兩種粥都是營養粥，後者因為加入中藥，所以又叫藥粥。藥粥是中醫學寶庫中的一部分。

藥粥調補是一種養生長壽的方法。白粥本身就很有營養價值，古人往往製成藥粥，既可保健養生，又有治病之功。藥粥實際上是藥補和食補的結合，藥物與米谷穀配伍，同煮為粥，相須相使，發揮互補作用，收到藥物和穀物的雙重效應，其補養之力更大。如老人夏天吃些扁豆，對腸胃頗有益處，因為白扁豆可健脾益氣、解暑化濕，若配合粳米煮粥，則更增強了健脾養胃的功效。藥粥的養生長壽作用十分明顯。

人隨著年齡的增長，體內多種器官功效逐漸減退，及時選用一定的滋補藥粥，可以延緩臟器的衰老，控制老化速度，達到攝生自養、延年益壽的目的。如肝氣虛者，可選枸杞子粥以補肝；心氣不足者，可用桂圓肉粥以養心；脾氣虛者，可食紅棗粥健脾胃；腎氣虧損者，可吃核桃肉粥以壯腎；肺陰虛者，可選百合粥以潤肺等。確實，在日常三餐中，如能適當選吃一些粥，對增強中老年人的體質，提高其抗病能力很有幫助。許多粥能產生預防老年病的作用，如胡蘿蔔粥有助預防老年高血壓的發生，玉米粉粥有助於預防心血管疾病等。粥還適用於老年慢性病的調理，例如患慢性腹瀉的老人，可以常吃些山藥粥、薏仁粥；若老人腎虛腰痛又兼有脾虛腹瀉時，則可食用山藥栗子粥，因山藥健脾，栗子補腎，兩者煮粥，可取健脾補腎、和胃理腸之效，既治腰痛，又止腹瀉。

現代名醫沈先生，早年在上海，見民間小食店中有羊肉粥出售，吃後他深有體會地稱讚說：「羊肉粥價廉而味美，此平民冬日之食補妙品，體弱之人日進一甌，不稍間斷，開胃健力，得益匪淺。」在南方的廣州，粥的風味獨特，名目繁多，有豬骨粥、八寶粥、糯米麥粥等。地處江南的杭州，市民也有晨起食粥的習慣，而現在走在街上，也能看到不少專門的粥店了。我國歷史上的不少名流也喜用粥以養生益壽，唐代大書法家柳公權愛吃「豆

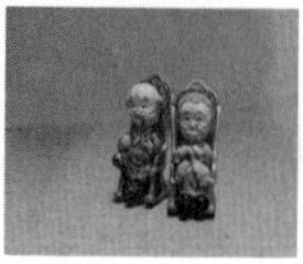

粥」，宋代大文豪蘇東坡曾說：「夜饑甚，吳子野勸食白粥，云能推陳致新，利膈益胃。粥既快美，粥後一覺，妙不可言也。」

著名作家姚雪垠青年時體弱多病，到了中年身體才逐漸好起來。他年過七旬時，每日還能寫作和讀書在十個小時以上，血壓不高，心臟無毛病，從不失眠，雖然記憶力不如以前，但是邏輯思維能力和形象思維能力不衰。他總結自己的養生經驗，其中的一條是生活有規律，不吃過量之食，喜歡食粥。他說：「晚飯我吃得較少，而且喜歡喝點稀飯，不管大米、小米稀飯或玉米糝稀飯都喜歡。」

南宋著名詩人陸游也極力推薦食粥養生，認為能延年益壽，曾作《粥食》一首：「世人個個學長年，不悟長年在目前，我得宛丘平易法，只將食粥致神仙。」從而將世人對粥的認識提高到了一個新的境界。

可見，粥與中國人的關係，正像粥本身一樣，稠黏綿密，相濡以沫；粥作為一種傳統食品，在中國人心中的地位更是超過了世界上任何一個民族。

2 老年人喝粥有禁忌

(1)老年人不宜長期喝粥

喝粥和喝藥粥雖是養生一法，但不是人人皆宜。按照傳統的說法，吃粥容易消化。這句話是值得商榷的。有人對粥、飯、饅頭的消化吸收情況做了研究，結果發現糖吸收率分別為：粥百分之九十六．五、飯百分之九十九、饅頭百分之九十九．九；蛋白質吸收率分別為：粥百分之五十六．一、飯百分之九十九．五、饅頭百分之九十九．九。

為什麼會出現這個意想不到的結果呢？主要是因為喝粥不必細嚼，吃飯則必須咀嚼，咀嚼不僅要用牙齒把飯粒細細咬碎，還同時促使唾液分泌，唾液中所含的酶對澱粉也有初步消化作用。老年人患牙病多，牙齒缺損者常見，有的老人因咀嚼功效不好而長年喝粥，也有少數講究藥膳的人將藥粥作為對疾病的輔助治療。據觀察，長期喝粥的老年人一般比較消瘦，原因是老年人的胃動力較差，如果喝粥的量過多，難以很快排空，會感到胃部不適；以同樣體積的粥和米飯相比，粥所含的米粒少得多，如果長期吃粥，得到的總熱量和營養物質不能滿足人體的生理需要，難免入不敷出。

(2)老年人喝粥忌放食用鹼

很多人在煮粥的時候，習慣性的放入一些食用鹼，這樣熬出來的粥更加香稠，但是家中有老年人，在煮粥的時候不能放食用鹼。

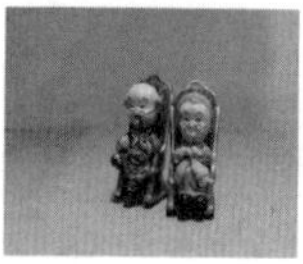

食用鹼呈固體狀態，圓形，色潔白，易溶於水。食用鹼並不是一種常用調味品，它只是一種食品疏鬆劑和肉類嫩化劑，能使乾貨食材迅速漲發，軟化纖維，去除發麵團的酸味，適當使用可為食品帶來極佳的色、香、味、形，以增進人們的食欲。

老年人熬粥有不少妙招，其中就有人習慣放鹼，既省時，又黏稠，而且口感好，易於老年人消化。專家提醒大家，熬粥放鹼，穀物中的維生素會被加速破壞，尤其是維生素B1破壞更嚴重。對老人來說，喝這樣的粥就沒有營養可言了。

維生素B1被稱為精神性的維生素，對神經組織和精神狀態有良好作用，和所有B群維生素一樣，多餘的維生素B1不會貯藏於體內，而會完全排出體外。所以，必須每天補充維生素B1，缺乏不但使人易患腳氣病和便祕，還會產生疲倦、健忘、焦慮不安等症狀，長期不足還會影響到心臟及肌肉的功效。因此，對於營養吸收功能本來就弱的老人來說，熬粥時放鹼，吸收就更不好了。

(3)患有糖尿病的老年人喝粥需注意

中華民族的飲食習慣就是早上吃粥，吃清淡，不然就是豆漿加油條。相對於豆漿油條的油膩，很多人更偏向於清粥小菜，尤其是對承受不起糖分的糖尿病患者來說，可是最近的研究證實，早上吃粥，很容易讓你的血糖飆升。

糖尿病患者早餐後、午餐前的血糖是一天中較難控制的時段。這除了與早晨對抗胰島素的激素分泌較多，肝臟產生大量的葡萄糖有關外，可能還與患者早餐的品質、烹調方法有關。如果能培養以吃乾飯為主的早餐習慣，將有助於該時段血糖的控制，有利於全天血糖的控制。

如果早餐不習慣吃乾飯，可以選擇「十穀米」煮粥，即糙米、黑糯米、小米、蕎麥、芡實、燕麥、蓮子、麥片和紅薏仁等量混合而成，若想口感好些，可加龍眼、葡萄乾等。用此粗糧煮粥，能有飽腹感、腸胃吸收時間長，能保持血糖的穩定。

糖尿病患者早餐吃粥重搭配。粥有很多種，有煮得比較爛的，也有整粒飯的如潮州粥。煮得很爛的那種粥，肯定會引起血糖升高，但這不全是粥的錯。

其一，喝粥一般都是在早晨或上午，而在凌晨二時到中午十二時由於

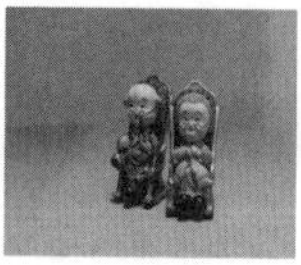

身體激素分泌的原因，血糖普遍偏高，到了中午和下午，午飯和晚飯時間人體的血糖相對平穩，這與激素分泌有關。

其二，早上喝粥的人習慣搭配麵包、油條等澱粉類食物，粥原本是碳水化合物，而包子、油條等又是澱粉類食物，這樣一來，碳水化合物就超標了，血糖自然飆升。而吃米飯就不一樣，吃米飯的同時，往往要吃菜、吃肉等，後者對穩定餐後血糖有幫助。

其三，有時候乾飯比粥更容易消化，吃飯需要動用牙齒咀嚼，食物在口腔開始，就已經有了第一步消化吸收了。

研究資料也證實，米粥的血糖生成指數並不比米飯高。《食物成分表二○○二》記載，米飯的血糖生成指數為八十三・二，而米粥的血糖生成指數是六十九。糖尿病患者雖然可以吃粥，但並不鼓勵。因為早餐喝了粥，就很難去喝牛奶、豆漿等對穩定血糖有幫助的營養食物。如果有長期喝粥習慣的患者，要做到以下幾點，或許可以幫助控制血糖。

第一，喝粥應適量，不宜過多。

第二，喝粥時應當慢慢地喝，拉長時間，這樣血糖升高的速度也會隨之緩慢。

第三，喝粥最好搭配牛奶、青菜、豆漿等對穩定血糖有幫助的營養食品。

第四，盡量不喝熬製時間太長的粥，因為這樣的粥糊化程度高，不利血糖控制。

第五，煮粥時可放入懷山藥、五味子、瘦肉等具有降糖作用的食物。

第六，煮粥最好選用粗糧，如高粱、玉米、燕麥片、綠豆、小紅豆、白扁豆等，不僅能增加膳食纖維的攝入量，還能使血糖降低。

第七章　老年人營養配餐

老年人的營養配餐與膳食要做到「全方位的營養與科學的膳食有機地結合」。首先，我們要知道在日常生活中，一些司空見慣的瓜果蔬菜和魚肉蛋

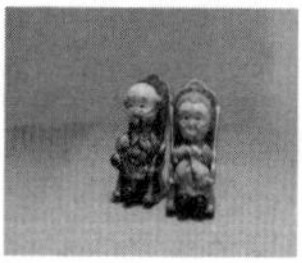

糧，具有哪些性味與哪些功效，只有充分地瞭解了，才能科學合理地運用。深入地瞭解和掌握了食物性與味的密切關係，並且正確合理地運用，才能對老年人的健康有利。

中醫學將所有食物歸納為熱、溫、平、寒、涼五性及甘、鹹、苦、酸、辛五味。在食物所屬的五性中，熱性或溫性的食物能減輕或消除寒證，溫陽生熱通絡；寒性或涼性的食物則能減輕或消除熱證，瀉火滋陰生津；而平性的食物則能健脾開胃補腎。

食物所屬五味中的甘味有補益調中緩急的作用；鹹味有軟堅散結的作用；苦味有清熱止咳平喘的作用；酸味有收斂固澀的作用；辛味有發散通竅化濕的作用。將食物的多種性能有機地結合起來，靈活運用，才能獲得健康與長壽。

老年人要實現全方位的營養與科學的膳食有機結合，從菜譜上，我們應該注意並做到以下幾點。

①葷素搭配，少葷多素：每天中午是一大葷一小葷一素一湯，晚上是一小葷一素一湯，午飯、晚飯的葷素不同樣，以素為主，少葷多素。葷中的肉類有豬肉、牛肉、雞肉等，烹製有紅燒、清蒸、糖醋、燜、燻、百葉包、麵

筋釀、獅子頭等，素的有赤、橙、黃、綠、青、藍、紫、白各色蔬菜；根、莖、葉、花、果面面俱到；兼顧葷、素菜的五性和五味，達到各種維生素、微量元素和營養的均衡攝入。

②我們特別看重以黃豆為代表的豆類製品，給老人增加豆類製品中的植物蛋白。第一，每天早上都供應豆漿三百CC；第二，每天的菜餚都有豆類製品，如豆腐、百葉、乾絲等。

③大米為主，適度雜糧：每天我們對主食的供應，以大米為主，如大米飯、大米粥，同時配以適量雜糧，小麥麵饅頭、玉米麵饅頭，還有紅豆粥、綠豆粥等。

④菜譜每週更換。更換的依據是：第一是老人所需營養的要求；第二是季節變換而引起的蔬菜供應變化；第三是老人的具體反映；第四是口味的翻新。但是，所有的變化都要服從第一條「老人所需營養的要求」。

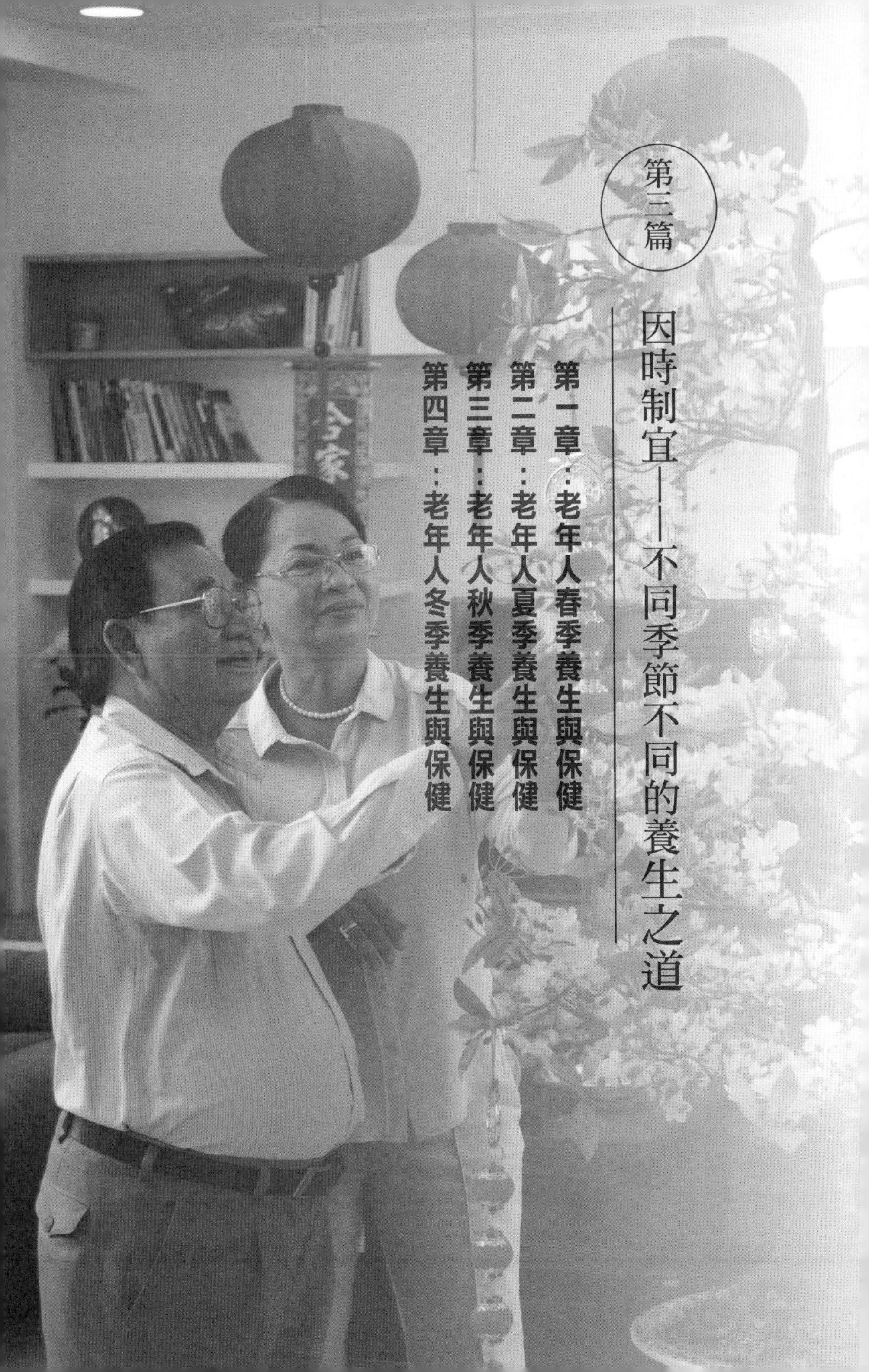

第三篇

因時制宜——不同季節不同的養生之道

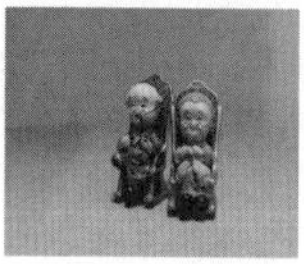

第三篇、因時制宜——不同季節不同的養生之道

第一章　老年人春季養生與保健

春為四時之首，萬象更新之始，正如《黃帝內經》裡所說：「春三月，此謂發陳。天地俱生，萬物以榮。」意思是，當春歸大地之時，冰雪已經消融，自然界陽氣開始升發，萬物復甦，欣欣向榮。「人與天地相應」，此時人體陽氣也順應自然，向上向外疏發。因此春季養生必須掌握春令之升發舒暢的特點，注意保護體內的陽氣，使之不斷充沛，逐漸旺盛起來，凡有耗傷陽氣及阻礙陽氣的情況皆應避免。所謂「春夏養陽」就是這個意思。

因此，「養陽」就成為春季養生的原則之一。春季肝的功能比較活躍，甚至過於亢奮。根據中醫五行理論，肝屬木，脾屬土，本是相剋的關係。如果肝氣過強就會傷及脾氣，影響脾的消化吸收功能，所以在這一季裡，臟腑的功能特點是肝強脾弱，養生的要旨是護肝養脾，尤其是中醫說的肝火旺，肝氣鬱的人，更要注意清肝熱，舒肝氣，以保護脾胃的正常功能。綜上所述，春季的季節特點是陽氣升發，風氣當令，乍暖還寒，在人則是陽亦升發，肝強脾弱，體內鬱熱，故相應的養生原則就是養陽氣，助陽升發；避風寒，清解鬱熱；養脾胃，防肝克脾。

俗話說：「百草回生，百病易發。」春季，無論是氣候還是生理上，都會發生變化。健康人能很快適應這些變化，而老年人的適應能力差，易導致各種不適。氣候學研究證實，春夏秋冬四季之中，春季的氣溫、氣壓、氣流等氣候要素的變化最讓人捉摸不定，因而在春天常引起許多疾病的復發或罹患新病。春天的自然條件適合睡眠，加上春天比冬天夜短，所以出現「春睏」；同時，人體生理狀態正處於調適過程中，尚處於滯後和低潮狀態，故易導致「春眠不覺曉」的現象。忽冷忽熱的氣候，易使人體的血管不斷收縮擴張，很不穩定，對高血壓、心臟病患者的危害極大，易誘發中風、心絞痛或心肌梗塞等。春暖花開，空氣中飄浮著各種花粉顆粒、楊柳絮、塵埃、塵蟎、真菌等，過敏性體質者最容易誘發變態反應，引起各種過敏性疾病。春季多風，易出現皮膚乾燥、嘴唇乾裂等現象。

此外，春天還是鼻出血、高血壓、痔瘡出血、結核病、A肝的高發季節，均應重視預防和治療。總之，春天氣候多變，對老年人生理和心理影響較大。因此，春季應隨時注意增減衣服，積極參加室外體育活動，早睡早

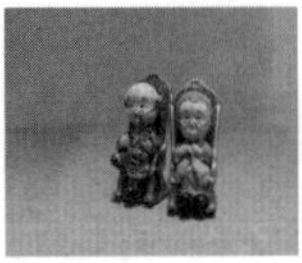

起，以適應春天生機勃發的特點，維護好身心健康。

1老年人春季精神養生的調養大法

春天大自然生機勃發，蟄蟲甦醒，一派欣欣向榮，真可謂「天地俱生」。具體到人，亦應順應春天陽氣升發、萬物始生的特點，在精神調養方面，應當著眼於一個「生」字。怎樣「生」呢？《黃帝內經》明確指出：「生而勿殺，予而勿奪，賞而勿罰，以使志生。」這裡的「以使志生」，就是說人們在春天要讓自己的意志生發，而不要使情緒抑鬱，應做到心胸開闊，樂觀愉快，一定要讓情志生機盎然。具體地說，在思想上要開朗、豁達，使情志生發出來，千萬不要扼殺；只能助其暢達，而不能剝奪；只能賞心怡情，決不能抑制摧殘。要保持心情愉悅，隨性自由，不強求，不給自己太大的壓力和目標，做自己喜歡的事，忌怒。

老人在春季要學會把日常生活安排得豐富多彩。《壽親養老新書》裡載有十樂：讀書義理，學法貼字，澄心靜坐，益友清談，小酌半醺，澆花種竹，聽琴玩鶴，焚香煎茶，登城觀山，寓意弈棋。清代畫家高桐軒也有十樂：耕耘之樂，把帚之樂，教子之樂，知足之樂，安居之樂，暢談之樂，漫步之樂，沐浴之樂，高臥之樂，曝背之樂。由此可見，古人的樂趣都在生活中，生活中有了樂趣，自然就不會動怒了。可是生活的多樣化也要量力而行，不能因追求豐富多彩而盲目制訂計畫，把閒置時間安排得滿滿的，本末倒置，反而不利於健康。

2 老年人春季飲食調理

春季三個月一切生物都推陳出新，生機盎然。人應適應季節，調養生氣，使機體與外界自然環境統一調和，在飲食方面，應遵循春季養陽的原則，多吃些能溫補陽氣的食物，可以助春陽之初發，溫食有利於護陽。中醫認為「春日宜省酸增甘，以養脾氣。」這是因為春季為肝氣旺盛之時，肝氣旺則會影響到脾，所以春季容易出現脾胃虛弱病證，而酸味食物性收斂，會抑制肝功能，故春季飲食調養，宜選辛、甘、溫之品，忌酸澀之食。飲食宜清淡可口，忌油膩、生冷及刺激性食物。

春季飲食基本原則如下。

①以高熱量為主：早春時節，氣溫仍較寒冷，所以早春期間的營養構成以高熱量為主。所謂多熱量飲食，是指除主食中米麵雜糧外，還應適量選用

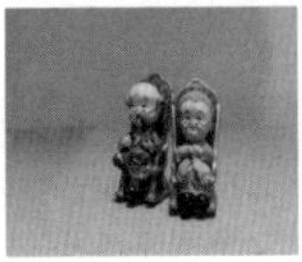

黃豆、芝麻、花生、核桃等食物以禦寒。

②補充優質蛋白質：早春時節還應補充優質蛋白質食品，如奶、蛋、魚、蝦、牛肉、雞肉、豬羊瘦肉和豆製品等。上述食物具有增強人體耐寒能力的功能。

③攝取足夠的維生素和無機鹽：如小白菜、油菜、柿子椒、番茄等新鮮蔬菜和柑橘、檸檬等水果；莧菜等蔬菜富含維生素A；芝麻、高麗菜、花椰菜富含維生素E等。

④宜省酸增甘：春季飲食，宜選辛、甘、溫之品，忌酸澀之味。也就是說，春季飲食宜清淡可口，忌油膩、生冷及刺激性食物。

⑤春季重養肝：春季養肝要注意營養全面，按時就餐。新鮮熟透的水果，有益於健康；雞肝味甘性溫，可補血養肝，是食補肝臟的佳品，較其他動物肝臟補肝的作用更強，還可溫胃。

3老年人春季如何避免感冒

(1)春季感冒爆發老年人尤其要警惕

冬春交替向來是感冒的爆發季，醫院門診的感冒患者非常多。人們所俗稱的「感冒」，實際上是急性上呼吸道感染，即「上感」，指鼻、咽、喉黏膜的急性炎症，常伴有全身症狀。輕者如流涕、鼻塞和咽痛，伴有頭痛、全身酸疼和發熱。重時有高熱、煩躁、食欲減退，兒童可因此哭鬧不止；有的患者則表現為噁心、嘔吐、腹瀉等消化道症狀，也被稱為「胃腸型感冒」。感冒約百分之九十是由病毒引起的、具有傳染性的疾病，當然細菌也可以引起感冒。

一般的感冒七～十天就能痊癒，因而生活中有許多人，即使發現自己有感冒症狀，也認為是小事一樁，熬一熬就能過去。如果僅僅是感冒，倒也沒什麼大礙，怕就怕感冒後人的抵抗力下降，其他病毒、細菌乘虛而入，造成感染而引起感冒併發症。

首先，對於一直有慢性呼吸系統疾病的老年患者來說，由於老年人抵抗力低，身體各部分的功能減弱，一場小小的感冒就能引發肺炎。得了肺炎對老年人來說，就像是推倒了多米諾骨牌的第一張，會同時引起多個器官系統的連鎖反應，比如呼吸衰竭、心臟功能衰竭、腦膜炎等，這些連鎖反應的致死率和致殘率很高。

其次，由於上呼吸道感染，特別是合併鼻炎，沒有及時治療，或不能正

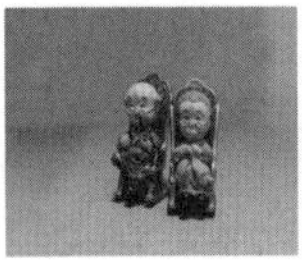

確擤鼻涕，在感冒五～七天後導致咽鼓管阻塞可引起急性卡他性中耳炎，此時應盡快到專科醫生處治療。另外感冒時不休息或反覆感冒，有心臟病家族史者，隨著病情發展，可以並發病毒性心肌炎，甚至導致猝死，是併發症中最兇險的一種。

最後，如果在感冒開始後的第十四天前後，有頭痛（因為血壓增高），下肢或面部水腫，尿少等症狀，要警惕感冒併發急性腎炎的情況，需要到醫院行尿常規等檢查以明確診治。當發生類似感冒的症狀時，特別是老人出現流涕、頭痛伴有發熱時，應及時到醫院就醫，明確診斷。最基本的檢查是血常規，目的是瞭解白細胞總數與分類，大致推斷患者感染的性質。比如白細胞總數正常或偏低，同時淋巴細胞增多，要考慮病毒感染，對症下藥，可以服用一些解熱鎮痛類的複方製劑以減輕症狀。反之如果白細胞總數高於正常，就要考慮細菌感染為主，可以根據醫生的囑咐服用抗生素。

感冒後不要忽視休息的重要性，必須保持安靜，保證充分的睡眠。感冒後仍過度勞累，從事重體力勞動與劇烈運動，會大量出汗，體內的毒素排出較快，表面上看，可以暫時緩解感冒的症狀，但會埋下不小的「隱患」。因為激烈的運動後大約二十四小時內，會出現免疫抑制的情況，在這段時間裡，免疫細胞開始「罷工」，進行休息調養，而感冒病毒入侵體內，正需要免疫系統與之鬥爭，沒有免疫細胞，感冒病菌自然分外猖狂，很可能讓小感冒演變為病毒性心肌炎、肺炎、風濕病。另外發熱時應多飲水，這樣有利於降溫和排泄體內有害物質。對於感冒患者，由於此時食欲和消化吸收能力降低，所以應吃些稀飯或湯等溫和易消化、水分多的食物。

(2)春季老年人如何預防感冒

春天到了，隨著大地萬物復甦，各種病菌也開始活躍起來。其中以流感病菌最具有代表性。為了度過一個美好的春天，老年朋友要做好充分預防。

患感冒一定要注意隔離、休息，保護和增強機體抵抗力，縮短病程，防止併發症。病情較重或年老體弱者應臥床休息、忌菸、多飲水，保持室內空氣流暢和適當的溫度、濕度，發燒時不要洗澡，因為熱水浴能消耗體力，而感冒時則需要安靜休息，可在溫暖的房間內進行擦浴，及時更換內衣。

發燒、頭痛可選用解熱止痛藥，如撲熱息痛（對乙醯氨基酚）、速效傷風膠囊。咽痛可服用消炎含片，如草珊瑚含片、西瓜霜含片或局部霧化治療，鼻塞、流涕可用百分之一麻黃鹼滴鼻或口服康泰克（複方鹽酸偽麻黃鹼）膠囊，咳嗽時可用止咳化痰藥，一般不用抗生素治療。當合併有細菌感

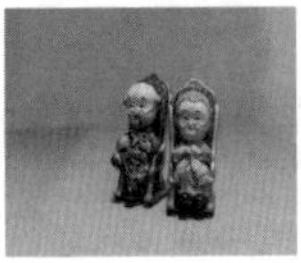

染者，可選用適當的抗生素治療。如：青黴素、紅黴素、氧氟沙星類抗生素。抗病毒藥可選用病毒唑（利巴韋林）、病毒靈（嗎啡胍）、金剛烷胺口服或中藥抗感解毒沖劑、雙黃連類製劑治療。

感冒的預防：平時應經常鍛練身體以適應外界環境的變化，並能抵抗病毒和細菌的侵襲。補充營養，如食用蛋白質、維生素含量豐富的魚類、蔬菜等食物，保證必要的熱量來源，這些對增強抵抗力都是非常重要的。其次是感冒的直接預防，感冒可由飛沫感染，所以預防上最重要的是不接觸感冒患者，少去公共場所，尤其是老人盡量不要去這些地方。已患感冒的人更不應該去探望其他人，避免與感冒患者交叉感染，晨起開窗，使空氣流通，房間可用食醋噴灑，平時多飲綠茶，對感冒的預防都有一定的效用。

4 老年人春季養生需要保證充足的睡眠

(1)老年人睡眠禁忌

睡眠養生是老年人養生的一種方式，充足的睡眠有助於老年人健康。除此之外，睡眠姿勢、睡前習慣等都會對老年人健康造成一定影響。那麼，老年人睡眠應注意什麼呢？下面就為大家介紹長壽老人的睡眠禁忌。

①忌睡前吃東西：人進入睡眠狀態後，機體部分活動節奏放慢，進入休息狀態。如果臨睡前吃東西，腸胃等又要忙碌起來，這樣加重了它們的負擔，身體其他部分也無法得到良好休息，不但影響入睡，還有損健康。

②忌睡前說話：因為說話太多容易使大腦興奮，思維活躍，從而使人難以入睡。

③忌睡前過度用腦：晚上如有工作和學習的習慣，要把較傷腦筋的事先做完，臨睡前則做些較輕鬆的事，使腦子放鬆，這樣便容易入睡。否則，大腦處於興奮狀態，即使躺在床上也難以入睡，時間長了，還容易失眠。

④忌睡前情緒激動：人的喜怒哀樂都容易引起神經中樞的興奮或紊亂，使人難以入睡，甚至造成失眠。因此，睡前要盡量避免大喜大怒或憂思惱怒，使情緒平穩。

⑤忌睡前飲濃茶、喝咖啡：濃茶、咖啡屬刺激性飲料，含有能使人精神亢奮的咖啡因等物質，睡前喝了易造成入睡困難。

⑥忌張口而睡：張口入睡，空氣中的病毒和細菌容易乘虛而入，造成「病從口入」，而且也容易使肺部和胃部受到冷空氣和灰塵的刺激，引起疾病。

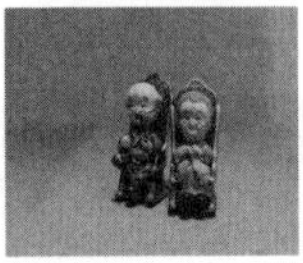

⑦忌蒙頭而睡：老人一般比較怕冷，所以有的老人喜歡蒙頭而睡。這樣，因大量吸入自己呼出的二氧化碳，而又缺乏必要的氧氣補充，對身體極為不利。

⑧忌仰面而睡：睡的姿勢，以向右側身而臥為最好，這樣全身骨骼、肌肉都處於自然放鬆狀態，容易入睡，也容易消除疲勞。仰臥則使全身骨骼、肌肉仍處於緊張狀態，不利於消除疲勞，而且還容易造成因手搭胸部而產生噩夢，影響睡眠品質。

⑨忌眼對燈光而睡：人睡著時，眼睛雖然閉著，但仍能感覺光亮。對著光亮而睡，容易使人心神不安，即使睡著也容易驚醒。

⑩忌對風而睡：房間要保持空氣流通，但不要讓風直接吹到身上。因為人睡熟後，身體對外界環境的適應能力降低，如果對風而睡，時間長了，冷空氣就會侵入身體，引起感冒等疾病。

老年人要養成良好的睡眠習慣，注意睡前禁忌，只有擁有一個健康的睡眠，才能讓老年人更加長壽。

(2)少寐乃老年大患——老年人要保證充足的睡眠

不少人認為：老年人睡眠時間自然減少，因此少睡點不要緊。其實這是一個錯誤觀念，保證充足、高效的睡眠對老年人的健康尤為重要。清代養生家曹庭棟云：「少寐乃老年大患。」那麼，老年人應該怎樣保證睡眠時間、改善睡眠品質呢？

①應該選擇合適的寢具：老年人易生骨關節疾患，應盡量避免使用「席夢思」之類的軟床，以臥木板床為宜。墊褥要柔軟、平坦、厚薄適中，過厚易引起虛熱內生，過薄則易致寒氣外襲。枕頭宜選擇質地軟硬適中、富有適度彈性的枕頭，如木棉枕、蕎麥枕、稻草枕、蒲絨枕等。近幾年來，市售用中藥充填的枕頭愈來愈多，老年人可辨證選用：頭痛目赤、肝火上炎者，宜選用菊花藥枕；心神不定、夜寐不寧者，宜選用燈心草藥枕；血壓升高、面色潮紅者，可選用夏枯草藥枕；頸椎增生者則可選用頸椎病藥枕；夏季睡綠豆藥枕，冬季睡肉桂藥枕。另外，還要注意睡姿，睡眠時身體側臥、彎背、屈膝、拱手，似胎兒狀。這種睡姿可令身體處於充分鬆弛的狀態，有助於入睡。

②改善老人睡眠環境：老人的臥房應保持空氣流通，睡前開窗通風，讓室內空氣清新、氧氣充足。室內的溫度不宜過冷過熱，濕度不宜過高過低。房間窗簾應是遮光性較好的厚質布料，避免外面的光線射入；房間的燈光要

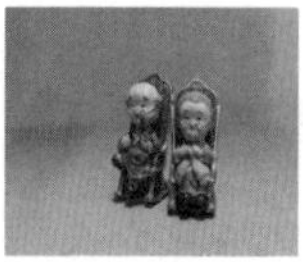

柔和暗淡，睡眠時應關閉燈。

③注意晚餐時間：中醫認為「胃不和，則寐不安。」晚餐吃得太晚、肚子吃得過飽會嚴重影響睡眠。因為人進入睡眠狀態後，人體臟器的運動變慢，過多的食物堆積在胃內，使腹部脹滿、膈肌上抬、胸部受壓，使人極為不適而影響睡眠。糾正的辦法：老人消化功能減低，所以晚餐應盡量吃得早一點，以下午五～六時為宜。

④注意晚餐的內容：晚餐宜吃一些比較容易消化、不會造成胃腸負擔的清淡食品，例如豆製品、適量的魚及海鮮、少纖維的蔬菜等。不宜吃太多纖維性的食物，因為這些食物會使胃腸的刺激增強，從而使肚子發脹。晚餐也不宜太鹹，晚餐吃得太鹹容易使人因口渴而多喝水，導致夜尿增多，影響睡眠。當然，老年人也不要因為怕夜尿而不敢喝水。正常老人每天所需要的水分為一千五百～二千CC，過於控制進水會引起脫水，影響健康。

⑤避免睡前過於興奮：睡前不要做強度大的活動，不宜看令人興奮和緊張的電視、電影，不看知識深奧的書籍，使腦子放鬆，這樣會容易入睡。另外，勿飲濃茶或咖啡。人的喜怒哀樂和咖啡因都容易引起神經中樞的興奮或紊亂，使人難以入睡。因此，睡前要盡量避免大喜、大怒或憂慮多思，保持

情緒平穩。

⑥選擇飲品促睡眠：當感覺睡不著時，應控制好自己的情緒，不要煩躁，可以適量地喝一杯飲品，以促進睡眠。A一杯糖開水：糖開水可使體內產生一系列化學反應，形成對大腦有抑制作用的血清素，從而使人進入安眠狀態。B一杯牛奶：牛奶中不僅含有一種使人產生睡意的生化物質，可促進睡眠；牛奶的營養還能使人產生溫飽感，增強催眠效果，使人睡得安穩、深沉、香甜。C一小碗小米粥：小米中含有色氨酸和澱粉，色氨酸是形成五羥色胺的原料，而五羥色胺對大腦有抑制作用，可促進睡眠。

⑦睡前熱水泡腳：睡前用熱水泡腳可促使血管擴張，引導氣血下行，誘發睡意，使入眠時間明顯縮短，使老年人睡得更熟、更香。唐代孫思邈《千金要方》裡就有「暖益足」的說法，其含義有三：一是睡前用溫而偏熱的水浸足，使血液下行，改善腦部充血狀態，以利入眠；二是睡前按摩足心湧泉穴，該穴是足少陰腎經穴位，腎主水，按摩可引火歸源，火入水中，水火既濟，睡眠就好了；三是睡時兩足保持一定溫度，不要受涼。

⑧調節睡眠時間：老年人的睡眠時間一般以醒來全身舒服、精力恢復、身心輕鬆為準，可根據各人的體質、平時生活習慣等因素而自行調節。一般

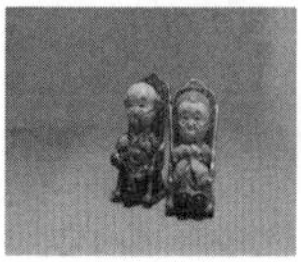

來說，六十～七十歲的老人每天七～八小時，七十～八十歲的老人每天睡六～七小時、八十歲以上的老人每天睡六小時便可，以上均包括午間休息一小時左右。老年人正氣虛衰、精力欠佳，中午適當休息可消除疲勞、煥發精神、提高抗禦病邪的能力。

5如何防治春季老有所「癢」

(1)春季老人皮膚搔癢怎麼辦？

進入春季，隨身常備個「癢癢撓」的老年人多了起來，因為皮膚搔癢而到皮膚科就診的老年人也日漸增多。一些搔癢嚴重的老年人在談到癢的感覺時用如坐針氈來形容。「老年皮膚搔癢症」中醫稱為風搔癢。在老年人口中，患病率達百分之十以上，多見於六十歲以上的老年人，男性發病率高於女性，晚間搔癢比白天嚴重。此病主要是由皮膚乾燥所誘發。皮膚內分佈著皮脂腺和汗腺，其分泌的皮脂和排泄的汗液，可在皮膚上形成一層薄膜，此薄膜可減少皮膚水分蒸發，使皮膚保持潤滑、柔韌。隨著年齡增長，皮脂腺和汗腺的分泌功能會逐漸衰退，使皮膚表面的皮脂和汗液逐漸減少。

在春天，由於氣候寒冷、乾燥，皮膚血管收縮，皮脂腺和汗腺的分泌功能減弱，使皮膚乾燥加重，促使皮膚內分佈的神經末梢感受器蛻變老化，並向大腦皮層感覺中樞發出異樣的刺激信號，從而出現瘙癢的感覺。

老年人春天皮膚瘙癢，還與一些生活習慣有關。有的老年人愛用很燙的熱水洗澡，而且洗澡的次數過於頻繁，再加上使用鹼性大的肥皂或藥皂，使本來就乾燥的皮膚缺少了皮脂的滋潤。還有些老年人的飲食過於強調少葷多素，導致脂肪和維生素A攝入不足。不少老年人喜歡在春天喝酒禦寒，愛吃火鍋，特別是麻辣火鍋，不僅容易使人上火，對皮膚的保養也十分不利。

本病可發生於全身多處，但多見於四肢，特別是小腿前部。每當從寒冷的室外進入溫暖的室內，或在夜間解衣臥床時，便開始瘙癢。有的患者瘙癢無定時，極小刺激也能引起癢感，以至於心緒不定，養成搔抓的習慣，無法自制。有些患者出現皮膚瘙癢後認為可能是不講衛生引起的，於是每天都要燙洗，結果是越洗越癢，越癢越洗，形成惡性循環，從而影響生活品質。還有的患者外用一些刺激性藥物以求解癢，用藥後當時瘙癢有所緩解，以後卻更加嚴重，這些作法均不可取。那麼，春季老人皮膚瘙癢如何防治？

①穿衣：應該選用寬鬆的純棉或真絲的內衣、內褲，不宜穿化纖材質，因為化纖成分貼身穿容易產生靜電，在人體周圍可產生大量陽離子，使人體

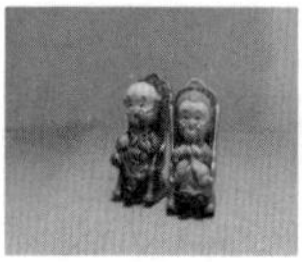

皮膚的水分減少，皮屑增多。

②飲食：多吃些富含維生素A的食物，如豬肝、禽蛋、魚肝油等食物。因為當人體缺乏維生素A時，皮膚會變得乾燥，可出現鱗屑或棘狀丘疹。應避免吃辣椒、蔥、蒜等辛辣刺激性食物，少喝酒和濃茶。

③洗浴：盡量減少洗浴次數，每週洗一、二次即可；水溫不宜太高，過熱的水會將皮膚上的天然油脂成分徹底洗掉，而這種天然油脂成分比浴後使用護膚品化解乾燥要有效得多；不要使用鹼性大的肥皂或藥皂，應選擇中性的護膚浴皂；不宜用力搓擦，避免搔抓；浴後應當在皮膚較為濕潤的情況下，在身體各部位塗上潤膚品，有助於潤膚成分吸收，在那些易發生乾裂的身體部位，可使用凡士林「封住」皮膚，減少水分的蒸發。

④用藥：根據病情可選用西藥或中藥治療，可在醫生的指導下服用抗組胺藥、鎮靜藥，或用含薄荷、冰片的止癢藥水或止癢藥膏，但不要隨意使用含類固醇的外用藥。

(2)老年皮膚搔癢不可僅用止癢藥

老年皮膚搔癢是人進入老年後的一種生理變化，過去人們只能依靠「不求人」抓柄來解一時之癢，但外出等極不方便，往往皮膚上並沒有起疹、長飽，可就是搔癢難忍，癢得心煩意亂，寢食不安，用了止癢藥，效果不好，只好靠搔抓、熱水洗燙來求得暫時止癢，結果皮膚被抓得滿是血痕，有些患者還害怕得了血液病、癌症而憂心忡忡。

皮膚搔癢症一般有全身性和局限性兩種，局限性搔癢病僅發生於身體某一部位，常見的有肛門搔癢、頭部搔癢、外陰搔癢等，全身搔癢病範圍較廣泛，多由一處開始，逐漸擴延，甚至可遍及全身。

這種老年常見病病因複雜，目前尚不完全清楚。全身性搔癢症內因起主導作用，常為某些系統性疾病，如：糖尿病、甲狀腺功能減退和甲狀腺功能亢進、肝膽疾患、代謝障礙、內臟腫瘤、變異性疾病、習慣性便祕、腎功能不全等病的皮膚症狀。老年皮膚搔癢症常與性腺、內分泌功能減退，皮膚萎縮退化，皮脂腺、汗腺萎縮，皮膚乾燥有關，停經前後老年婦女可能和內分泌失調、雌激素指數低下有關。

春季室溫過高或濕度偏低都可使皮膚角質層所含水分過度丟失，使老年人的皮膚更加乾燥、對外界刺激抵抗減弱而易發生搔癢症。患老年搔癢症的老人應避免飲用濃茶、咖啡，忌辛辣刺激食物，洗浴有方，不要洗浴過勤及用鹼性較強的肥皂，水溫不宜過高，衣著寬鬆舒適，不宜穿過緊過暖，不宜

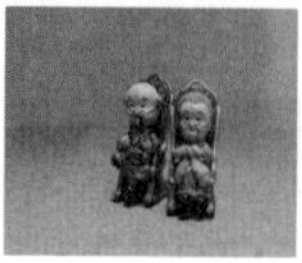

穿化纖、毛織品和粗糙內衣，保持情緒穩定，戒除搔抓及硬物摩擦。

治療上可採用局部治療和內用藥物治療。內用藥物有：抗組胺類藥物、鎮靜藥。如撲爾敏（氯苯那敏）、賽庚啶、安定（地西泮）、安泰樂等。可用鈣劑靜脈注射，如百分之三氯化鈣或百分之十葡萄糖酸鈣注射液靜脈注射，每日一次，十次為一療程。氨茶鹼由肌肉注射或靜脈滴注，滴注量為〇．一～〇．五克，可有〇．五～十二小時的止癢作用。

若老年外陰瘙癢，中醫認為乃血虛風燥、脾虛濕盛所致，可用蒼耳子根、葉五十克加水煎湯，一半內服，一半外洗，每日一劑。另有報導中西醫結合治療老年性外陰瘙癢症有較好的療效，採用苦參三十克、白鮮皮二十克、蛇床子二十克、地膚子二十克、黃柏十五克、花椒十五粒、明礬六克，這些藥加水至四千CC，煎四十分鐘。先用蒸汽燻，待藥液溫度不燙手時，泡洗外陰十分鐘，每日二次，十天為一療程，連用二個療程，在治療期間，應忌飲酒及辛辣熱燥食物，該方有清熱解毒、消濕健脾、散風止癢的功效，效果良好。

局部治療：外塗含薄荷腦、麝香草酚、樟腦、苯佐卡因等止癢藥物配成的粉劑、洗劑、霜劑。配方如下。①樟腦十二克，薄荷腦一克，氧化鋅三十克，滑石粉一百克。②薄荷腦〇．二五克，苯酚二二克，甘油二十克，稀酒精（乙醇）加到一百CC；可和非處方藥苯佐卡因，用百分之二～百分之五軟膏，塗敷患部，每日一～二次。過敏體質者可致局部或全身性過敏反應，需注意。達克寧外用軟膏劑或外用溶液劑低毒，但可能有輕度刺激或刺痛，偶可見有蕁麻疹、腫脹和水腫等不良反應。還可用百分之一氫化可地松、百分之〇．一氟氫可地松、百分之〇．一地塞米松、百分之〇．二倍他米松、百分之零一曲安西龍、百分之〇．〇二五氟輕鬆、硝糖霜等霜劑治療瘙癢症，尤其是局限性瘙癢症，對不能塗擦強烈外用藥的肛門、女陰及陰囊瘙癢症尤其適用。

老年皮膚瘙癢症患者皮膚乾燥，可常洗糠浴或澱粉浴等藥浴，常用的有以下幾種。①糠秕浴：麥糠或稻糠一千～一千五百克，加水煮沸十五分鐘，過濾後倒入浴盆直接洗，也可用布袋包藥擦洗，無刺激性，能止癢、消炎、去屑脫痂等。②澱粉浴：澱粉或麥皮二百五十～五百克，加水煮熟，放入澡盆，供一次全身浴用，能止癢，無刺激。③醋酸浴：稀醋酸十～二十CC，濃度為一：一千：三千，能止癢。④煤焦油浴：可先用純柏木油或煤焦油塗在皮膚慢性炎症損害處，乾後入浴，也可取柏木油二十～三十克，溶於乙醚酒

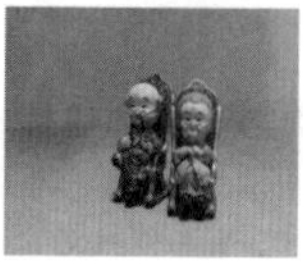

精九十CC及稀酒精九十CC中，過濾後倒入浴缸供洗浴用。

◆皮膚乾燥癢，常按腿上四個「止癢穴」

①血海穴：血海穴是足少陰脾經上的穴位，有「血之海」的意思，位於大腿內側，髕骨內上緣上兩寸。具有調節血液循環、祛風的作用。

②三陰交：三陰交是足少陰脾經上的穴位，它就像一個聚會點，腎、肝、脾三經都必須經過這裡才能行走。位於內踝尖上約四指寬的位置，具有活血通絡的作用。

③太溪穴：太溪穴是腎經上的穴位，位於足內側，內踝後方與腳跟骨筋腱之間的凹陷處。具有補水的作用，水多了，自然剋風木。如果覺得太溪穴位置不好找，可以用湧泉穴來替代，它也屬於腎經上穴位，位於足底腳心。需要注意的是，按揉湧泉穴的時候，必須在出現了發熱、感後，再按揉三～五分鐘，才會有效果。

④行間穴：行間穴是肝經上的穴位，位於足背側，第一、第二趾間，趾蹼緣的後方赤白肉際處。具有平肝祛風、止癢的作用。

四個「止癢穴」，不妨每次按揉三～五分鐘，每天三～五次。此外，還可以多吃有養血作用的黑芝麻，有潤燥作用的梨、荸薺、胡蘿蔔、藕，這些食物對緩解冬季瘙癢都有一定的作用。

6 春季老年人如何預防中風

(1)老年人中風的前兆

許多疾病的來臨都是有前兆的，中風也是一樣。中風的前兆如下所述。

①頭暈：老年人中風前兆，會反覆出現瞬間眩暈，突然自覺頭暈目眩，視物旋轉，幾秒鐘後便恢復常態，可能是短暫性腦缺血發作，屬於中風的先兆，應及早診治，防止中風發生。

②肢體麻木：中老年人出現肢體麻木的異常感覺，除頸椎病、糖尿病外，如伴有頭痛、眩暈、頭重腳輕、舌頭發脹等症狀，或有高血壓、高血脂、糖尿病或腦動脈硬化等疾病史時，應多加注意，警惕中風發生，突然發病或單側肢體乏力，站立不穩，很快緩解後又發作要當心。

③眼睛突然發黑：單眼突然發黑，看不見東西，幾秒鐘或幾十秒鐘後便完全恢復正常，醫學上稱單眼一次性黑蒙，這是中老年人中風先兆最常見的症狀，是因為腦缺血引起視網膜缺血所致。中風的又一信號是反覆發作、眩暈欲吐、視野縮小或復視。

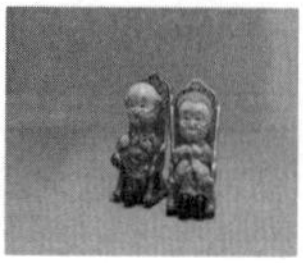

④原因不明的跌跤：由於腦血管硬化，引起腦缺血，運動神經失靈，可產生共濟失調與平衡障礙而容易發生跌跤，也是一種中風先兆症狀。

⑤說話吐詞不清：腦供血不足時，使人體運動功能的神經失靈，常見症狀之一是突然說話不靈或吐詞不清，甚至不會說話，但持續時間短，最長不超過二十四小時，應引起重視，還有原因不明的口角歪斜、口齒不清或伸舌偏斜都要注意。

⑥哈欠不斷：如果無疲倦、睡眠不足等原因，出現連續的打哈欠，這可能是由於腦動脈硬化、缺血，引起腦組織慢性缺血缺氧的表現，是中風患者的先兆。

⑦精神改變：如嗜睡，中老年人一旦出現原因不明睏倦嗜睡現象，要高度重視，很可能是缺血性中風的先兆。精神狀態發生變化，性格一反常態，如變得沉默寡言，或多語急躁，或出現短暫智力衰退，均與腦缺血有關，可能是中風先兆。

⑧流鼻血：中老年人鼻出血症狀可能是高血壓患者即將發生中風的警報。經醫學觀察，排除外傷、炎症因素，高血壓患者在反覆鼻出血後，可能會發生腦出血。鼻出血不少是由血壓不穩定引起的，不加預防則會增加中風

的機會。

(2)防中風有妙招

春季氣候變化較大，暖中有寒，暖寒交替，有時一日氣候三變，忽風忽雨，忽冷忽熱。寒冷可使人體交感神經興奮，外周小動脈收縮，導致血壓升高引起腦出血。老人們血管老化，氣溫的升降會導致老人血壓發生變化，從而誘發心腦血管疾病。血管是存在「熱脹冷縮」現象的，這就導致寒冷的冬季高發心臟病。有關專家表示：百分之五十以上的中風發生在早春，而高血壓是發生中風的極危險因素，無論收縮壓或舒張壓升高，均與腦中風發生成正比。對於溫差大的春季，老人們要當心，注意保暖，並且勤檢測血壓，防止中風的發生。那麼，春天老年人如何預防中風？

首先，保持心態平衡樂觀，心情舒暢。雖然年紀大了，但是老年人還是應該用年輕人的心態生活，輕鬆健康地對待每一天。

其次，適當運動，早晚老年人可以適量做些戶外散步等。散步是一種不拘泥於形式的運動，閒散、自在，所以散步一般不會讓人很疲憊。對於老年人來說，散步是最理想、最方便的有氧運動。如果能讓散步成為一種習慣，將大大地改善老年人的健康狀況。老人散步應注意以下幾點：從較小的強度

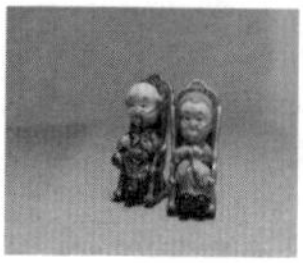

開始，循序漸進。盡量不要在坡地散步，這對保護膝關節有利。也不要背著手散步，背著手散步不能充分活動身體各部位，也不利於身體放鬆，不能達到最好的運動效果。

第三，積極治療和控制中風的危險因素。中風是在高血壓、糖尿病、心臟病、高血脂和肥胖等因素的長期作用下，導致腦血管功能損害。當腦血管功能損害到一定程度，在誘發因素的促使下而發病。因此，一旦發現自己有與中風相關的危險因素，即應積極採取措施進行治療和控制。例如，高血壓病患者應根據醫師的建議，調整好血壓水平，將血壓調整至 140/90mmHg 以下。心臟病、糖尿病、高血脂、頸動脈狹窄和肥胖等患者也應到醫院就診，根據專科醫師的意見進行治療和控制，並制訂相應的中風預防方案。

第四，注意合理平衡飲食。限制脂肪和膽固醇的攝入，即使植物油也不宜過多使用。可多吃蔬菜、水果和薯類食品。菜的種類繁多，營養價值很高，含有豐富的胡蘿蔔素、維生素B2、維生素C、葉酸、礦物質、膳食纖維和天然抗氧化物等。如鮮棗、柑橘、柿子和杏等。水果含有豐富的葡萄糖、果酸、檸檬酸、蘋果酸、果膠。紅、黃色水果也富含維生素C和胡蘿蔔素。可常吃豆類及其製品，豆類食品含大量的優質蛋白質、不飽和脂肪酸、鈣及維生素B1、維生素B2、煙酸等，不只可以補充以上營養，而且可防止食用過多肉類給身體帶來的不利影響。除含豐富的優質蛋白質和維生素外，奶類是天然鈣質的極好來源。

第五，改變不良的生活行為方式。在生活中，某些生活行為因素與中風發病的風險密切相關。如吸菸、過量飲酒、高脂飲食、久坐的工作和生活方式、長期處於精神緊張狀態等。針對這些因素，應根據個體的情況進行調整和改變。

第六，做檢查。中風的誘發原因有很多種，主要是由高血壓、糖尿病、肥胖引起的。老年人就要注意血壓、血糖、血脂的檢查，還有眼底、血流變、頸動脈四維超音波檢查、心臟四維超音波檢查等心腦血管方面檢查也很重要。下面簡要介紹幾個項目。

①血壓檢查：測血壓對於老年人來說很重要，高血壓是多種發病誘因，血壓經常處於高峰，容易發生腦血管意外。高血壓通常沒有太明顯的症狀，有時會表現為頭痛、眩暈、視覺模糊等。如不及時治療，可加大患心臟病、中風和其他疾病的危險。

②血液流變檢查：定期進行血液流變性檢查，可早期發現和早期治療

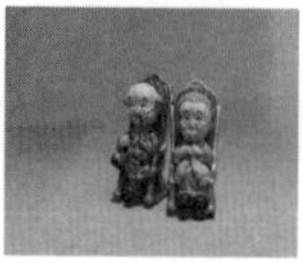

心、腦血管疾病，用於監測高血壓、高血脂、糖尿病、冠心病、心肌梗塞、血栓形成等危險因素。

③頸動脈超音波：此項檢查是透過超音波的方式，發現頸動脈壁的病變情況，確定頸動脈粥樣硬化及頸動脈狹窄的程度。由於應用超聲技術沒有創面、簡便可重複，所以是檢查動脈硬化的重點項目。凡是引起腦動脈病變的因素，都可成為中風的病因，所以需要尤其注意此項檢查。

7 老年人春季情緒調適

(1)老人春季亢奮要「降溫」

春節一過，氣溫已經慢慢地回升，冬天的壓抑情緒也被豔陽高照一掃而空，但需要警惕的是，如果一個人的情緒出現異常亢奮，則需要注意，這可能是出現心理疾病了。

春節後，醫院門診部就有這樣一位老人，已經七十多歲了，在最近一段時間裡，變得像年輕人一樣精力旺盛。他老伴反映：這段時間他的情緒明顯比以前高漲，總是自信滿滿的樣子，對人也主動熱情，見面了就聊個沒完。記性也好了，給多年中斷聯絡的老朋友打電話。最近起床也特別早，做完早餐就去爬樓梯鍛鍊身體。老伴擔心地說：「他突然像在一夜之間換了個人，平時很顯老態，現在一步三個台階。」像這位患者的表現，在心理學上稱之為「躁狂發作」，是與抑鬱相反的另一種較極端的情緒狀態。通常表現為沒什麼開心事，心情也特別好；說話滔滔不絕；喜歡湊熱鬧，愛表現；空前自信，愛吹牛說大話；精力充沛，有講不完的話等。還有的躁狂患者表現為興奮，但愛發脾氣，點火就著。躁狂發作在青壯年和老年人中較多見，特別是老人，由於各種心理、生理功能的平衡更容易被打破而出現躁狂。如果發現有躁狂徵兆，一定要及時就診。

為什麼風和日麗的春天反而會讓「火力」升級、情緒躁動呢？這是因為隨著春季日照時間的延長以及氣候的波動起伏，生物的代謝都進入了旺盛期，人體內分泌的激素和神經遞質都會發生相應變化。如松果體褪黑激素分泌下降，體內單胺類神經遞質（腎上腺素、去甲腎上腺素等）增加，導致人的情緒更加高漲甚至躁動。老年人因為身體和心理功能逐漸衰退，心理活動的調節能力和平衡能力也被削弱。特別是對合併糖尿病、高血壓等慢性疾病的老人而言，更容易出現躁狂症狀。人體內分泌激素和神經遞質的改變，還容易讓人白天打瞌睡、晚上睡不著，進而波及情緒。那些平時脾氣急的人，

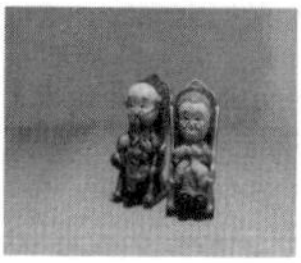

此時情緒更容易激動，壓不住火，而那些有精神疾病史的人，在這個季節也更容易復發或加重。

需要注意的是，輕度躁狂的人會顯得自信樂觀、幽默詼諧，甚至妙語連珠，容易給人一種「積極」的印象。此時，家人和朋友不要被這個假像迷惑，應重點看此人是否與之前「判若兩人」，其情緒行為是否與所處的工作生活環境協調，以此來判斷老人是否處於過度興奮的狀態。即使對於沒有精神疾病史的人來說，這種過度興奮的躁狂狀態如果不及時糾正，同樣會給身心健康造成危害。因此，這類老人要注意在白天，特別是下午，進行定量的運動。慢跑被認為是消除負面情緒的最好方法，在活動筋骨的同時，也能加強內臟系統的循環功能，還可以有效地分散注意力。另外，不要在睡前讓自己過於興奮，以保證正常的興奮度和良好的睡眠。對於情緒，既不要過於壓抑自己，也不要從事太多高強度、興奮性的活動；而是要注意平穩情緒，穩穩地走過一個春天。

(2)老人春季調節心情可穿豔色衣服

春季隨著天氣變化無常，我們的心情也跟著變化，老年人的心理又比年輕人脆弱一點，因此老年人春季要做好調節。

乾枯的樹、灰暗的色調，經過一冬的我們很容易就情緒低落。春天來臨，風乾氣燥，受其影響，人們更易變得焦躁、煩悶。尤其是老年朋友，為了度過一個健康快樂的春天，要盡早換下冬天「黑白灰」的素色衣服，穿上色彩豔麗的新裝。

古印度健康理論認為，每一種色彩都擁有自己的特殊能量。從冷暖色調方面來說，看到紅色、黃色，人們就會聯想到花朵、太陽，有溫暖感；而看到白色、灰色，則會聯想到冰雪、陰天，因而會產生失落感。從色彩心理學來說，春天適合穿橙色、黃色、紅色或綠色。

綠色適合所有老年人。綠色是春天的顏色，在草長鶯飛的春天，用綠色調節心境、平衡健康是不錯的選擇。尤其穿著綠色的運動服去郊外踏青、春遊，可以開闊心境、緩解緊張、消除疲勞。橙色適合情緒起伏大的老人，尤其是女性。春季氣壓低，容易引起腦激素分泌紊亂，多變的天氣還會導致人的情緒波動較頻繁，出現焦慮、睡眠障礙、食欲不振等症狀，尤其是中老年女性最容易中招。穿上橙色的衣服可以有效對抗這些不良情緒，令人感到充滿生機，還能刺激食欲、振作精神。和橙色相似，黃色也會讓人變得開朗，胃口大開。紅色適合有慢性疾病的老年朋友。紅色是最具有生命力的顏色，

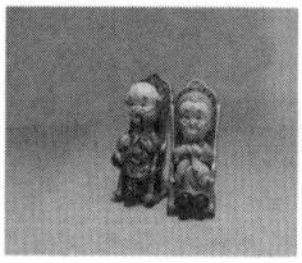

有助於提高人的精神狀態，改善冬天帶來的懶惰和精神不振等。身體狀況不好的老人穿上紅色的衣服，可以精神煥發，但血壓高的人盡量不要穿紅色，以防血壓上升。

此外，一些性格保守的老年人，如果不願意穿上顏色鮮豔的衣服，可以試著戴頂豔色的帽子，穿些有花色點綴的服裝，或多搭配些瑪瑙色、碧綠色的玉石項鍊，都可以緩解壓抑感，在不知不覺中調節情緒。

(3)如何迎擊老年人春季憂鬱症

春天是憂鬱症、焦慮症等各種心理疾病的高發季節，老年人也不例外。「老年憂鬱症其實是一種常見的多發心理疾病，但目前無論是老人自身還是社會，對老年憂鬱症的識別能力都還比較低。」根據世界衛生組織的統計，在六十歲以上的老人中，老年憂鬱症的患病率為百分之七～百分之十，在那些患有高血壓、冠心病、糖尿病甚至癌症等軀體疾病的老人中，憂鬱症發病率可高達百分之五十。老年憂鬱症不僅會影響老年人的生活品質，嚴重的還可能引起自殺。對於沒有軀體疾病的老年人來說，患上老年憂鬱症後也更容易誘發高血壓、冠心病等疾病。

老年人怎樣才能有效地預防憂鬱症呢？專家給出的「小藥方」是：多曬

太陽、多運動、多聊天。天氣好的時候，多參加一些戶外活動，曬曬太陽，心情會愉悅很多。鬱悶、不開心的時候，多找朋友聊聊天，將困惑的事情傾訴出來。注意休息，保持良好的精神狀態，這樣處理起事情來更得心應手，增強滿足感和成就感。學會接受現實，以寬容、平靜的心態對待每一天，累積下每一天的快樂，就會天天快樂。適當降低期望值，特別是凡事追求完美的人。制訂了目標之後，可以將大目標分割成幾個小目標，再一一實現。一旦出現負面情緒，不要恐慌，可以吃巧克力等自己喜歡的零食，先緩解焦慮情緒，也可以透過購物、運動等自己習慣的解壓方式放鬆心情，但不可過度依賴。

專家指出，受氣溫回升等多種因素影響，憂鬱症在春天呈現出高發態勢，因此，必須採用有效措施進行預防。以上介紹了老年人預防憂鬱症的方法，老年朋友不妨試一試。憂鬱症是一種比較常見而且比較嚴重的精神疾病，以持續一個月以上的情緒低落為主要特徵，患上憂鬱症後應該盡快加以治療，切不可耽誤最佳治療時機。

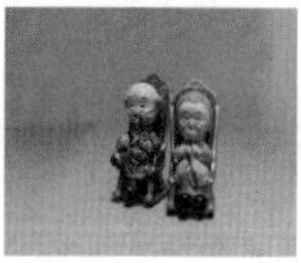

8老年人春季晨練宜注意

(1)老人春季晨練小心陰濕大霧天

大霧天氣晨練將對人體健康造成諸多不利影響。許多傳染病，如百日咳、流感、水痘、麻疹病毒等就是靠空氣中的飛沫傳染的，有些細菌可浮游在霧中，所以霧是許多傳染病的媒介。大霧時，由於相對濕度過大，會影響人體內分泌腺的正常分泌。

另外，清晨有霧時，空氣中的污染物不能向高空擴散，使近地空氣中的污染物濃度可達最大，人在運動時會加速血液循環，使人體更容易吸收霧裡的各種病菌。因此，霧天鍛練不僅起不到增強體質的作用，反而會影響人們的身體健康。所以在陰濕有霧的天氣不宜鍛練身體。在陰冷潮濕的天氣裡，心理素質較差的人會因為混濁空氣而誘發憂鬱症等一些心理障礙。很多人在潮濕的天氣裡無故感到疲勞，情緒煩悶抑鬱，脾氣也易變得焦躁。

其實，許多季節性疾病與天氣氣候的變化密切相關。醫生說明，氣壓、溫度、濕度、日照、風等多種氣象因素作用於人體後，都會影響人們的生理功能，引起情緒的變化。比如，氣壓越高，血液溶解氧氣的能力越大；氣壓越低，人體內血紅蛋白結合氧氣的能力就越低，如果氣壓變化過大過快，就會使人出現心跳加快、呼吸急促等缺氧症狀。這種生理上的變化，又會引起情緒的緊張和煩躁。醫生建議，老人在陰雨潮濕天氣要注意調整情緒，多跟人溝通。

(2)老年人春季晨練太極拳需注意哪些問題

一年之計在於春，一天之計在於晨。打太極拳是許多中老年朋友都喜愛的運動，它動作圓活自然，虛實分明，剛柔相濟，有長年持續打太極拳習慣的人，骨骼系統、呼吸系統、心腦血管系統以及身體的新陳代謝方面，都比同齡的一般人要好，即使患了一些老年病，經治療也比一般患者恢復得快，且預後較好。

不過有些晨練的中老年人對打拳中的一些細節不夠注意，下面給老年朋友們介紹一下晨練打太極時需注意的問題。太極拳強調用意用氣、全神貫注，所以要求「心靜」。有的老人練拳前大聲呼叫張三李四，嘻嘻哈哈，甚至音樂響起還在說個不停。這樣打拳不僅干擾到別人，也達不到太極拳的真正鍛練目的，只是比劃比劃而已。

正確的方法是：靜下心來，不想不說與打拳無關的事情，此謂「平心靜

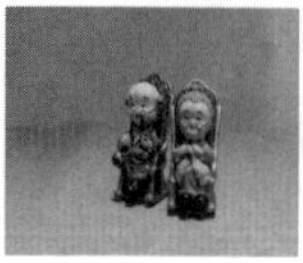

氣」。還有的老人起得很早，穿著太極服空腹到運動場上打拳，一打就是四、五套，有拳有劍還有扇，到家吃早飯時已經過去了三、四個小時，這時再飽吃一頓有諸多不利：從頭天晚飯到第二天早飯相隔時間太長，離中午飯時間又太近，不利於脾胃的消化運作；長時間不及時進水，會造成血液黏稠，埋下血栓的隱患。最好是起床後先喝一杯水。出門打拳前應少量進食，可以喝一杯奶，吃幾片餅乾或饅頭片、麵包片等。許多老年拳友們打完拳以後就去買菜，逛商場、超市，快到中午才回家。他們忽視了一個打拳後要及時補水的問題。太極拳是氣功的動功，大家都知道「氣沉丹田」的要領，在整個打拳的過程中，由氣引領四肢動作，練太極養氣，但也會失水。

所以，打拳之後半小時一定要喝水，最好是溫開水，不要一次喝太多，但一定要喝。打拳的過程中適時進食進水，不暴飲暴食，忌打拳後冷水沖涼，忌晚睡晚起等，這些老年朋友們在平時的鍛練中一定要謹記，打拳的目的就是強身健體，可不要忽略一些細節，反而出現身體健康問題，那可就與太極運動的初衷背道而馳了。

第二章 老年人夏季養生與保健

夏天，指陰曆四月至六月，即從立夏之日起，到立秋之日止。期間包括立夏、小滿、芒種、夏至、小暑、大暑等六個節氣。一年四季中，夏季是陽氣最盛的季節，氣候炎熱而生機旺盛。此時是人體新陳代謝的時期，陽氣外發，伏陰在內，氣血運行亦相應地旺盛起來，活躍於機體表面。皮膚毛孔開泄，而使汗液排出。透過出汗以調節體溫，適應暑熱的氣候。

1 老年人夏季調養

(1)精神調養

「冬季要藏」「夏季要生」。神氣充足則人體的功能旺盛而協調，神氣渙散則人體的一切功能遭到破壞。火熱為夏，內應於心，心主血、藏神。七情過極皆可傷心，致使心神不安。不正常的情志可損傷心的功能。心的功能受到影響，可影響人體的一切功能活動。在這個意義上，夏季養神就顯得極為重要。人的精神活動與心的功能密切相關。怎樣使精神飽滿呢？

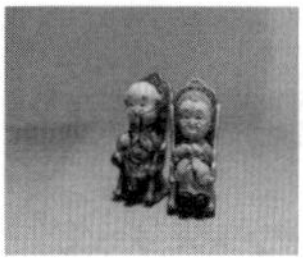

首先，老年人要有好的精神寄託。有了奮鬥目標，才能克服人生道路上的各種坎坷，並產生自覺的活動和積極的情感。有事可做，可使精神不空虛；有較好的精神修養，可免除外界不良情緒的干擾。做好了，精神自然會飽滿，就會「無厭於日」。

其次，老年人時時注意檢視自己的情緒。用豁達、微笑對待不稱心的人和事，這是應具備的涵養。

(2)飲食調養

老年人夏天必須重視飲食調養。具體方法是：

①要補充足夠的蛋白質。蛋白質的攝取量應在平常的基礎上增加百分之十～百分之十五，每天的供給量須達一百克左右，以魚、肉、蛋、奶和豆類中的蛋白質為好。

②要補充維生素。夏天，人體維生素需要量比普通標準要高一倍或一倍以上。大劑量維生素對提高耐熱能力和體力有一定的作用。番茄、西瓜、楊梅、甜瓜、桃、李等維生素C尤為豐富。維生素B群在糧穀類、豆類、動物肝臟、瘦肉、蛋類中含量較多。

③要補充水和無機鹽。水分的補充最好是少量、多次，可使機體排汗減

慢，減少人體水分蒸發量。鈉的補充，要視出汗多少而定。工作八小時，出汗量不超過四升，每天從食物中攝取十八克食鹽就可以了。出汗量超過六升，則另需從飲料中補充。鉀鹽的補充辦法是每日兩片鉀片，另外可食用含鉀高的食物，如水果、蔬菜、豆類及豆製品、海帶、蛋類等。

④要多吃一些能夠清熱、利濕的食物。清熱的食物宜在盛夏時吃，如西瓜、苦瓜、鮮桃、烏梅、草莓、番茄、綠豆、黃瓜。

⑤還要講究喝水的學問。飲水莫待口渴時，大渴易過飲。睡前不宜多飲水，用餐時不宜喝水。晨起喝水有助健康，最好喝礦泉水。

(3)起居保健

①睡眠：夏季作息，老年人宜晚些入睡，早點起床，以順應自然界陽盛陰衰的變化。經過一上午的學習和工作後，可能有疲勞之感，需要午休做適當補償。尤其是老年人，更需要中午休息一下。午睡的時間不宜太長，最好在一小時以內。飯後不要立即躺臥，應稍活動一下，以利飲食消化。午睡時不要在有穿堂風經過的地方睡，不要伏在桌子上睡，以免壓迫胸部，影響呼吸。午睡時最好脫掉外衣，並在腹部蓋上毛巾被，以免胃腹部受寒。

②夏季的著裝：夏季服裝以輕、薄、柔軟為好。衣料的透氣性、吸熱性

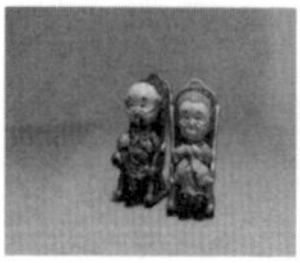

愈好，愈能有效地幫助人體散熱，使人穿著舒適而涼爽。夏天宜穿淺色服裝。

③戴帽子：夏季強烈的陽光照射，會對人體產生一系列不良影響，使皮膚曬黑，可導致白內障、皮膚曬傷、皮膚癌。在強烈的陽光下，至少要戴頂帽子。

④夏天不宜用涼水沖腳：經常用涼水沖腳，腳遇寒，會透過血管傳導而引起周身一系列的複雜病理反應，最終導致各種疾病。

⑤吹電風扇的學問：吹風不宜過大，不宜對人直吹，不宜持續固定對身體某個部位吹風，宜吹吹停停。出汗較多時，不要立即在靜坐或靜臥情況下吹風。

2 老年人夏季要養心

(1)夏季：防老年人心血管疾病

①心腦血管疾病偷偷「光顧」：不少心腦血管疾病患者有這樣的盲點，認為一年之中夏季血壓最低，症狀會相對穩定一些。其實不然，夏天是心腦血管疾病發病的高峰期。有資料顯示，進入五月份後，中風、冠心病患者的

住院率明顯增加，在三十五℃以上的高溫天氣，心腦血管疾病死亡率明顯上升。酷暑時節，天氣熱、氣溫高，身體為了散熱，會使體表的血管擴張，更多的血液循環到體表，心臟等器官的供血相對減少。

同時，氣溫升高，心跳、血流速度加快，心肌耗氧量增加。此外，夏季出汗較多，血液黏稠度增大。尤其在桑拿天，更容易發生心腦血管疾病。而老年人的體溫調節中樞不敏感，如果房間不通風，出汗後又沒有及時補充水分，血液黏稠度更加增大。現在冷氣使用非常廣泛，很多人忽略了冷氣對人（尤其是老年心腦血管疾病患者）的影響。當人從炎熱的屋外進入冷氣房間時，氣溫驟降，血管收縮，可導致血壓升高，從而使心腦血管疾病加重，甚至可引發高血壓危象。夏夜天氣炎熱，睡眠品質往往不高，心腦血管病患者也容易發病。上述種種原因的誘發使心肌梗塞、冠心病、中風等心腦血管疾病容易在炎熱的夏季高發。

從中醫學的角度看也是如此，氣候炎熱會使人正氣虛衰，耗氣傷津，造成「氣血經絡凝塞不通」，從而導致心肌缺血、心律失常、血壓升高，甚至會因顱內出血而發生腦血管意外。這些都有可能造成猝死。

②患有心腦血管疾病的老年人該如何度過：那麼，面對夏天諸多的危險

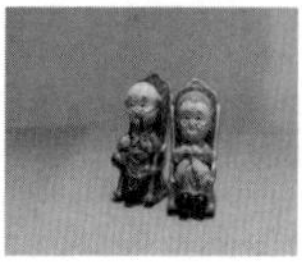

因素，心腦血管病患者應如何安度炎熱夏季呢？一定要記住「心腦血管病患者安全八項注意」。

A再熱也要對冷氣溫柔點：降溫要緩步來，內外溫差以小於八度為宜。

B高度警惕「魔鬼時間」：通常每天六～十一時，人的交感神經興奮性即開始升高，血壓上升，心率加快，血黏度上升，因此增加了心血管系統的負擔和耗氧。國外把這段時間稱為「魔鬼時間」。如果有心血管疾病，這段時間盡量避免大運動量的活動，避免情緒急劇波動。

C牢記「三個半分鐘」，防止致命事故發生：夜間醒來方便時，應先在床上躺半分鐘，然後坐起半分鐘，再雙腿下垂半分鐘。避免突然起床造成腦部血液供應不足。

D不渴也要常喝水：不能跟普通人一樣渴了才喝水，而應主動補水，但不宜過量。每天有意識地養成喝茶、飲水的習慣，特別是多飲一些用金銀花、菊花泡的茶水，既解渴消暑，又有抗病降壓的功效。

E膳食要「好色」：心腦血管病患者在夏季膳食問題上一定要「好色」，如黃色蔬菜（胡蘿蔔、紅薯、番茄等富含胡蘿蔔素、番茄紅素）或綠葉蔬菜，能減輕動脈硬化，同時吃適量的白色食品（燕麥粉、燕麥片等）和黑色食品（黑木耳等），對降低血黏度、膽固醇有明顯效果。

F勿暴飲冰水，以防招惹「心肌梗塞」：猛喝冰涼飲料來降溫是主動去招惹心肌梗塞等「恐怖分子」。醫生發現，只要飲用三杯以上冰水，心電圖幾乎都有變化。由於短時間內飲用大量冰涼飲料誘發心絞痛、急性心肌梗塞者，臨床上已屢見不鮮。

G半小時到一小時午睡可換安全健康：調查研究證實，每日午睡半小時者比不睡者冠心病死亡率低百分之三十。不但要保持午睡的習慣，夜間正常的睡眠也非常重要。由於受炎熱氣候的影響，老年人往往睡眠品質欠佳，導致夜間血壓升高，加重心腦血管的負擔。大部分患者常常在深夜突然發病，所以要注意提高睡眠品質，必要時加服一些助眠藥。值得一提的是，很多老年球迷喜歡熬夜看球，熬夜對心臟傷害是最大的，可發現每年世界盃開賽以來，因熬夜看球發生心肌梗塞來醫院做急診手術的老年患者明顯增多。

H「戒焦戒躁」心靜危險少：據調查，急性心肌梗塞的發作誘因中，情緒激動所占比例為第一位。夏日炎炎、酷暑難耐，人們情緒往往容易變得焦躁、不穩定，不過你得「淡泊寧靜」，所以再熱也得「戒焦戒躁」。

③老人患心血管疾病，兒女怎麼辦：在炎熱的夏季，有心腦血管疾病的

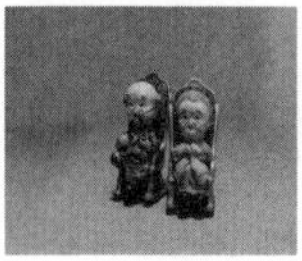

老年人家裡，兒女們最苦惱的事情，就是不知道怎樣陪伴並幫助老人安全度夏。我們一定要把上述八項注意講給老人聽，並落實到行動上，兒女同時給予監督。

還要提的是，在夏季一定要給老人適當調整藥物，確保血壓平穩正常。在炎熱的夏季，由於溫度升高，全身外周血管擴張，血壓較平時降低，因此部分患者服藥的劑量一般要適當有所減少，多選用長效、緩釋的降壓藥。其次，夏季出汗較多，電解質丟失，因此使用利尿劑降壓，極易發生低血鉀，最好盡量避免使用此類藥物。

作為兒女，最重要的是提高防病意識，切莫忽視老人的疾病先兆。如果老年人在夏季經常出現頭痛、眩暈、肢麻、胸痛、心悸或一過性暈厥等症狀，不要以睡眠不好或過度勞累等原因來解釋，應視為疾病先兆，盡快到醫院檢查，及時採取治療措施。

另外，驕陽似火，氣溫一直地往上升，許多人，尤其是老年人，感覺口舌發乾、胸悶氣短、便祕、寢食難安，想要給老人補補心，該吃以下幾種食物。

①紅色食物：中醫認為紅色食物具有活血化瘀的功能。活血，即補血生

血；化瘀，即清除血管內的瘀血。如：番茄、山楂、枸杞、草莓、紅棗、葡萄、蘋果、西瓜、紅薯、紅豆等。

②苦味食物：中醫認為苦的食物具有清熱解毒和清心瀉火的功能。心為「火臟」，火多了將變成炎症（「炎」的漢字由兩個火組成，意思是火多了就會變成炎）。如：苦瓜、苦菜、靈芝、茶葉、苦丁茶、銀杏茶、絞股藍茶等。

③鹼性食物：何謂鹼性食物？即食物在人體內被消化吸收後，若殘留下的物質富含鉀、鈉、鈣、鎂、鐵元素的話，就是鹼性食物。具體地說，蔬菜、水果大多是鹼性食物；雞、鴨、魚、肉大都是酸性食物。鹼性食物能夠幫助心臟分解和清理酸性垃圾，減輕心臟的工作負擔。

④寒涼性食物：寒涼性的食物可以幫助心臟清熱袪火，炎熱的夏日裡喝杯綠茶，喝上一碗綠豆湯，吃上一塊西瓜（但不能是冰箱裡的西瓜），既能清熱袪火，又能養心安神，何樂而不為呢？但要切記，寒涼性食物不完全等於冰冷的食物。

中醫認為，心對應「夏」，也就是說夏季心陽最旺，為此，提醒您一定幫助老人在夏季重點關注心臟的保養，確保老人度過一個健康平穩的夏天。

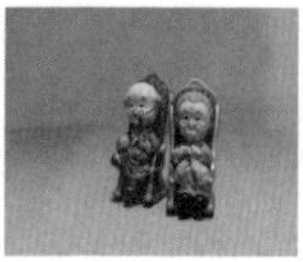

(2)靜心養神，樂心養德

有研究證實，人類疾病的絕大部分都與不良心態有關。它提示我們，老年人養生，首先應當養心。這裡所謂養心，自然不是指保護好心臟，而是指調控好你的心態，包括思想、感情、情緒、意念等。人的心態需要保持平和，猶如人的體溫必須保持正常一樣。

仔細觀察生活會發現，心理失控對老年人的健康以及生活會帶來多麼大的危害。有的人由於過分懷舊，整日沉浸在那些殘缺的、蒼白的回憶裡，以至於對眼前的一切都毫無興趣，即使美好的生活也索然無味。有的人由於盲目攀比，總覺得自己得到的太少，失去的太多，事事不如別人，以至於悲觀喪氣，經常悶悶不樂，甚至患上了精神憂鬱症。還有的人由於嚴重消極，老感到自己被社會閒置，被人們漠視，以致心灰意懶，更有的人由於貪心作怪，總以為自己應當擁有更多的財物，應該比別人生活得更好，以至於放棄了對自己的約束，不該拿的也拿，落了個晚節不保的結局。類似現象雖然大多事出有因，但不管哪一種，無不與心態失控有關，無不傷及身體健康，無不有損美好生活。由此可見，養心對養生是多麼的重要。

討論養心，除了須弄清養心的重要性外，還應當思考如何去養心。何以養心，恐怕誰也難以開出一個一應俱全的藥方來。在實際生活中，有很多問題並不需要具體的答案，提出問題只不過是想借此來達到溝通的目的。思考如何養心，也當如此。我們不妨從下列幾個方面進行溝通。

①養心貴在靜心：情緒乃一身之主，一個人如果終日思前想後、欲望不止，難免會百病叢生，說不良情緒是疾病的催化劑一點也不會過分。要消除不良情緒，重要辦法之一，就是要學會靜心。心靜才能氣順，氣順才能健身。靜心的最佳途徑是煉心，靜心的至高境界是樂心。如果你的心裡每天都是快樂的，那就說明你在養心方面確實是個高手。

②養心重在養神：佛家有言，天有三寶日月星，地有三寶水火風，人有三寶精氣神。在人之三寶中，精要化為氣，氣要化為神；神是精氣之和，神乃人之靈魂。所以，養心、靜心、樂心，最終要歸結到養神上來。神凝才能氣定，氣定才能心靜。養神，說到底就是要淨化人的靈魂。

③養心務必養德：生活中能使人動心的東西太多了；但凡能讓你動心的無不與自己的名利得失密切相關，許多人心難靜、氣難順、神難凝，均與此有著千絲萬縷的聯繫。它告誡我們，養心務必要養德。特別是面對物欲橫流的「花花世界」，你更應當把養德視為養心之本。德高才能心靜，德高才能

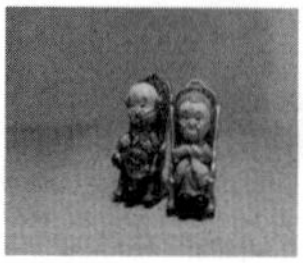

神凝。養德最要緊的是去除那些束縛自己的名韁利鎖，使自己不為名利得失所折磨。如果你能做到視名利為草芥，視得失為無物，那你就可以在快樂的天國裡自由翱翔了。

養心雖然沒有靈丹妙藥可用，但還是有人提出了種種建議。美國心理衛生學會曾提出十條要訣，現摘錄如下，供老年朋友參考：①對自己不苛求；②對親人的期望不要過高；③不要處處和人爭鬥；④暫離困境；⑤適當讓步；⑥對他人表示善意；⑦找人傾訴煩惱；⑧幫助別人做事；⑨積極娛樂；⑩知足常樂。

3 老年人夏季保健食療

夏季是一個十分炎熱的季節，對於老年人來說夏季的飲食顯得極為重要。下面為老年朋友們推薦數款夏季最佳食療。

①防暑茶：藿香、佩蘭各十克，切碎，與茶葉六克加入杯中，沖入開水泡十分鐘代茶飲。功效：解暑祛濁、化濕和中，適用於流感及輕度中暑患者，是夏季防暑佳飲。

②雙花茶：金銀花、白菊花各匙十克，以開水沖泡代茶飲。功效：清熱

解暑、祛暑消炎，適用於流感、高熱、煩躁不安等證。

③雙葉茶：鮮荷葉一張，鮮竹葉二片，洗淨切碎後，加綠茶三克，沖入沸水浸泡十分鐘。功效：清熱祛暑，適用於先兆中暑及輕症中暑。

④苦瓜茶：苦瓜、枸杞、水。苦瓜洗淨切片，排入烘乾機架上。選擇烘乾溫度為五十五℃，開啟電源，連續工作四小時，苦瓜乾烘製完成，密封裝袋，隨時食用。取適量苦瓜乾和枸杞，開水沖泡，清火降壓又減肥的苦瓜茶就可以飲用了。功效：苦瓜茶含有的蛋白質成分及維生素C能提高機體的免疫功能，使免疫細胞具有殺滅癌細胞的作用；苦瓜茶富含多種維生素、胺基酸、果膠及人體所需的多種微量元素；苦瓜茶可用於防治中暑發熱、熱病煩渴、肝熱目赤、腸炎痢疾、食欲不振、癰腫丹毒、惡瘡等病證；苦瓜茶具有降低血糖作用，對血壓、血脂以及肥胖症有良好的抑制作用。

⑤蜂蜜鮮藕汁：鮮藕、蜂蜜。取鮮藕適量，洗淨，切片，壓取汁液，按一杯鮮藕汁加蜂蜜一湯匙比例調勻服食。功效：鮮藕汁能清熱解煩，解渴止嘔，若將鮮藕洗淨切片，加適量糖，煎湯代茶飲，可以去熱消暑，可謂避暑良方。

⑥冬瓜茶：冬瓜二斤、薑少許。冬瓜去皮去籽洗乾淨，切成塊狀。在鍋

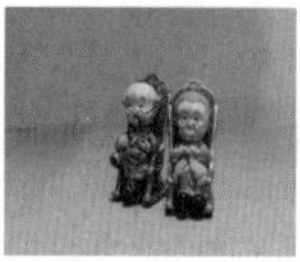

內加水煮開後，加入薑片及冬瓜，燜煮四十分鐘，熄火後蓋上鍋蓋再燜二十分鐘即可。據《本草綱目》記載，冬瓜味甘性涼，有利尿消腫、清熱解毒、清胃降火等功效，很適合在夏季「清補」，能夠利尿清熱，對愛美的瘦身族而言，更是夏日減肥的良品。有些人的皮膚在夏天容易長小粉刺，每天喝一碗冬瓜粥，可預防夏日皮膚長皰疹。

4 老年人夏季睡眠護理

(1)如何保證睡眠品質

黃昏將近而晚霞斑斕，晚年的幸福生活應該豐富多彩，但是由於個體生理心理的衰老程度不一，外界生活的細微變化，可在不同程度上攪亂老年人的情緒，而一些帶有各自主觀色彩的不良情緒，常常是睡眠失常所引起的。正如俗話所說：「青年靠吃，老年靠睡。」有人把老年人的睡眠比作「生理充電」，這是恰當的比喻，然而「後三十年睡不著」，確實是已被承認的客觀事實，一遇夏天就更是如此。那麼，老年人夏季應該注意以下幾點，保證自己的睡眠品質。

①清心寡欲，隨遇而安：良好的情緒，可以給你帶來安穩的睡眠，安穩

的睡眠又可使你情緒良好，這就是老年人應該自控的「良性循環」，反之，則是有害健康的「惡性循環」。要在你身上建立起「良性循環」，糾正「惡性循環」，可不是一朝一夕輕而易舉所能做到的。現實生活紛紜複雜，諸如友人失和、親朋永逝、家庭糾紛、經濟拮据等，皆可令人心煩意亂，或憂或悲，或急或惱，這樣怎會有安穩的睡眠？因此，面對這些惡性刺激，應當透過提高自身的修養，泰然處之，將不良影響降低到最小限度，透過自我調節，創造良好的睡眠環境。

②重視打盹，時時「充電」：由於身體素質下降，老年人不可能再有青年時期較長時間的深睡了，打盹便成了老年人常見的補充睡眠方式。這種「積零成整」儲備精力的睡眠方式，完全可以恢復精力。如果你不抓住「打盹」前的睡意，放棄這種「充電」，時間一長，則會使你疲憊不堪。

當然，這種打盹隨時都可出現，你在客觀條件許可時，應盡量滿足自己的這種睡眠要求。不過，在這種幾分鐘、半小時或更多一點時間的打盹時，應注意防寒，避免感冒；同時，還應靠在某一穩固的地方，採取舒適的姿勢，以免在打盹中跌倒，造成意外傷害。當然，老年人的睡眠，絕不是只靠打盹所能代替和滿足的，放棄打盹或只靠打盹，對身體或情緒都是無益的。

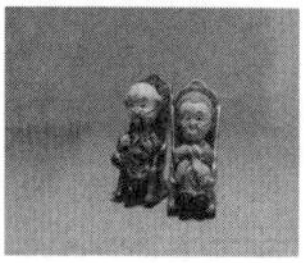

③藥物治療，食物調養：對某些已在睡眠和情緒間形成惡性循環的老人來說，僅僅清心寡欲，隨遇而安和「重視打盹」，時時充電不能解決問題，需要在醫生指導下，進行包括藥物在內的綜合治療。例如服用鎮靜劑，或服用一些神經營養藥和神經調節劑，如維生素B1、穀維素之類。也可在中醫師指導下，採用補氣益血、填精補髓、安神益智的中藥治療，也許效果更好，臨證可選用人參養榮丸、金匱腎氣丸、柏子養心丸、龜靈集、八珍益母丸等中成藥，也可根據病情使用朱砂安神丸、酸棗仁湯等湯藥治療。另外，如海參、淡菜、魚類、甲魚、核桃等食物及棗仁豬心湯、枸杞粥、參芪粥和沙參桂圓羹等食療方劑，均對老年人睡眠有較大的幫助。

⑵睡覺帶上兜肚

睡眠是一件簡單又不簡單的事情，說它簡單，是因為我們每個人都要睡覺，說它不簡單，是因為只有科學的睡眠才能保證身體的健康，睡法不對甚至會危害身體健康。中醫介紹，夏季老年朋友睡覺更要講究，在睡眠時腦部要冷，要清涼；而腹部則宜暖，宜溫。

清代著名養生大家曹庭棟的《老老恒言》云：頭為諸陽之首。人體十二經脈中手的三條陽經和足的三條陽經均彙聚於頭，所以說頭部是人體陽經會聚的地方，也是人體陽氣最旺盛之處。頭部是人體最不怕凍的部位。即使是在冬季，天氣再冷，睡眠時也沒有必要蒙頭。要把頭露在外面，保持頭部的清涼。不蒙頭睡覺，還有一層重要的原因，那就是保持通暢的呼吸。我們都懂得吐故納新對人體的重要性，蒙頭睡眠，呼吸不暢，會造成氧氣的吸入減少，二氧化碳的蓄積增多，直接對人體的新陳代謝造成不良影響。

而腹部恰恰相反，一定要注意保暖。《老老恒言》云：「腹為五臟之總，故腹本喜暖，老年人下元虛弱，更宜加意暖之，包兜肚……夜臥必需，居常亦不可輕脫……」腹部是五臟會合之處，是氣血運行的重要場所。睡眠時，人進入安靜的狀態，氣血運行緩慢，寒邪易於入侵。因此睡眠時一定要讓腹部溫暖，腹暖則五臟暖，五臟暖則氣血運行通暢。

老年人陽氣已虛，所以更應注意。我們現在只有在舞臺上才能看到的肚兜，其實是中國人使用了上千年的物品，它既簡單又科學。夜裡睡眠時兜於腹部，以防夜寒，白天亦可使用。如有腹部冷痛疾病者，可用乾薑、桂皮等味辛性溫的藥裝入肚兜以做治療之用。肚兜外可再加一條束帶將其紮緊，有七、八寸（約二十四公分）寬，用帶繫好，前面護腹，後面護住腰。老年人

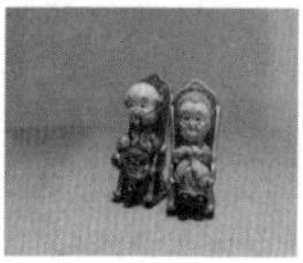

不妨動手做個肚兜，夾層裡鋪一層薄薄的絲綿，既護腹，又護腰，何樂而不為呢？

(3)保健要從午睡開始

夏天晝長夜短，老年人又容易早醒，如果白天忙於家務、工作或參加娛樂活動，神經系統處於興奮狀態，往往看不出有困乏感。然而，一旦相對空閒的時候，老人們便會感到困乏。

人在一天之中有兩個睡眠峰期。第一峰期位於凌晨一～二點；第二個峰期位於下午一～二點。順應生物鐘的睡眠峰期適時而眠，人才會神清氣爽，精力充沛。每天午睡三十分鐘，可使冠心病的發病率減少百分之三十。夏日午睡還可解除大腦供血不足而產生的疲勞，老年人尤其如此。午飯後，胃腸因消化食物又需較多地供血。在這種情況下，大腦得到的血液也就相對少了。午睡可讓大腦得到休息，是及時彌補大腦供血不足的重要措施，特別是在炎熱的盛夏。

午睡養生也是有講究的，吃過午飯後，不要馬上午睡，最好稍作活動，如揉摩腹脘等，待飽脹感消除後再午睡。午睡時間不宜太長，最佳時間為三十分鐘至一小時。如果睡眠過長，醒後反而會感到頭昏腦漲、全身乏力。

其次午睡的環境要安靜，溫度要適宜。現代醫療氣象研究證實，一般室內溫度在二十～二十三℃最適宜，夏季為二十五～二十八℃，相對濕度在百分之五十～百分之七十範圍內睡眠最適宜。

老年人如何正確地進行午睡，以保護身體健康、緩解疲勞，大家應具體參考以下幾點。

①夏季午睡要注意睡覺姿勢。正確的姿勢應該為平躺或者側臥。趴在桌上睡覺、坐著打盹不僅達不到休息的目的，還會造成大腦缺氧，出現頭暈眼花、心腦血管疾病等。

②午睡前不要吃得太飽太油。夏季午睡前不要吃得太飽太油，過於油膩的東西會造成休息中血液黏稠度升高；吃得過飽容易增加腸胃的消化吸收負擔，使午睡品質下降。

③午睡時間不宜過長。老年人夏季午睡應控制時間，不宜時間太長，否則睡覺起來會感到頭暈沒勁。

④老年人在午睡後應喝上一杯水。喝水不但可以稀釋身體的血液黏稠度，同時可以略微活動一下身體。

⑤不宜手臂高抬睡午覺：有不少人午睡時圖省事，不用枕頭，而喜歡頭

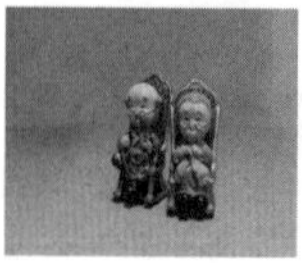

枕著手，或揚起手臂放在頭的兩側，這對健康也是有害的。臨床實驗證明，睡覺時高抬雙臂，由於肌肉的牽拉，橫膈膜產生移位，使腹壓增高，特別是睡前進食過飽者及老年人，這種現象更為明顯。高舉雙臂睡覺會使肋間外肌、膈肌、腹臂肌和胸廓的前後肌不能自然回拉與舒張，影響肺部的自然呼吸，會造成胸悶、乏力。因此，午睡不應高抬手臂。

(4)夏季睡涼席有講究

隨著溫度越來越高，不少家庭都把涼席拿了出來。但不管是用往年的舊涼席，還是新買的涼席都要注意消毒殺菌，以免影響肌膚健康。

①夏季涼席使用前須先除蟎：長期不用的涼席很容易滋生蟎蟲和細菌。專家指出，蟎蟲依靠人體皮膚的脫落表皮為生，其排泄物同樣危害人們的健康。如果長期睡在不夠清潔的涼席上，易過敏人群很容易引起不適反應，如強烈打噴嚏、呼吸不暢、臉上長痘等。為此，每年在使用涼席前，應把涼席在開水裡泡十分鐘，然後拿到太陽光下曬乾後再使用。同時，由於夏季人們的新陳代謝快，皮屑很容易落到涼席的縫隙中，所以涼席在使用期間要經常用肥皂水洗並晾曬，以達到清除汗漬，殺死引起過敏和炎症的蟲體及蟲卵的目的。

在天氣較為乾燥的地方，涼席不必清洗過頻，一般一天一擦洗，一週一晾曬為宜。此外，還有一個方法供大家參考：將樟腦丸用榔頭敲碎，把碎末均勻撒在涼席面上，隨後捲起涼席捂上一小時。然後掃去樟腦丸碎末，用布蘸清水反覆擦涼席，最後把涼席放到陽光下曬，使樟腦丸氣味揮發。同時，平時最好每週清除皮屑一次。可以捲起涼席，輕輕拍打，把涼席縫隙裡的頭髮、皮屑拍出來，再用水擦洗一遍。對於新涼席，使用前最好在陽光下暴曬，反覆拍打幾次，再用溫水拭去灰塵，然後在陰涼處晾乾。第二年重新使用舊草席時，要用消毒水擦拭一遍，或用肥皂水洗去黴點；每天使用過的草席會沾上汗水或灰塵，睡覺前應用溫水擦拭。

②老人睡涼席鋪層床單：眾所周知，老年人不宜直接睡涼席，以免出現畏寒、肢冷、乏力等不適。專家建議，在涼席上鋪層床單，既可吸汗、防止皮膚被劃傷，還能減少涼席過涼對老人身體的影響。需要格外注意的是，老年人若長期躺在涼席上不活動，容易降低關節部位的血液循環速度，造成供血不足，患過脊椎病、肩周炎的老人容易因此而導致病情加重。對於老年人，在選購涼席時一定要注意寬度，涼席寬度別超出床的寬度，以免起床時誤坐在涼席邊上而摔傷。

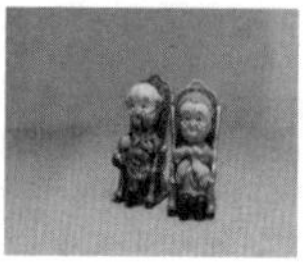

③老年人夏季睡眠應選對涼席：現在市面上的涼席種類有草席、竹席、麻將涼席、亞麻涼席、牛皮席、竹纖維涼席、竹炭席、藤席等，讓人挑了花眼。到底哪種席子適合老年人呢？下面介紹四種席子。

A草席：涼性較低，適合老年人及體質虛弱的人用。傳統的草席採用燈心草、蒲草、馬蘭草等編織而成，材質柔軟，與皮膚的親和力強，涼度較低，價格便宜。亞草席透氣性好，吸汗性強，其席面溫度可與人體體溫保持一致。由於經過殺菌處理，亞草席一般也不會誘發過敏，老少均可使用。但是草席容易長螨蟲，在使用和存放前，最好在陽光下暴曬，用溫水拭去灰塵再晾乾。

B竹席：老年人及體質弱的人不宜使用。竹席的原料以水竹、毛竹、油竹等居多，它透氣性差，柔軟度低。帶噴繪圖案的竹席可能引起接觸性皮炎。

C麻將涼席：適宜怕熱的人用，還能背部按摩。麻將涼席通風透氣，散熱納涼，又具有保健按摩作用，對高血壓、心臟病、關節炎患者有良好的保健作用，但是它涼性大、硬度大，麻將塊之間又有縫隙，易傷害皮膚。

D亞麻席：透氣性好，適合各種人群。亞麻席常溫下可使人體的實感溫度下降四℃左右，有「天然植物冷氣」之美譽。優良的吸汗透氣、防靜電功能，涼度適中，適合老人。此外，還能抑制真菌和微生物的生長。

四種人不宜睡涼席：涼席並非對所有人都適合，有四種人不宜睡涼席。

①受寒著涼和傷風感冒時不宜使用涼席。

②體質較弱、胃寒氣虛的人不適合用涼席。

③有膿瘡等皮膚病的人不宜睡涼席。

④糖尿病患者也不適合睡涼席，因為新涼席容易擦破皮膚，而糖尿病患者由於血糖高，細菌易於繁殖，容易造成皮膚感染。感染後血糖會應激性升高，加重糖尿病病情。

5 老年人夏季穿衣指南

⑴夏季穿衣盲點

由於夏季氣候炎熱，因而「涼爽、簡便、美觀、能保護皮膚」便成了夏季著裝所要遵循的原則。老年人在夏季穿衣很容易進入以下盲點。

①酷熱時打赤膊最涼快：盛夏酷暑，許多老年人喜歡上身打著赤膊，以為這樣會涼快一點，真的是這樣的嗎？研究證明，氣溫接近或超過人的體溫

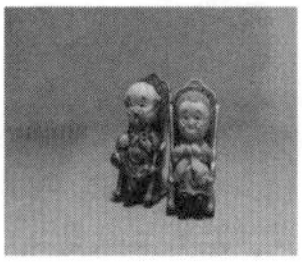

（三十六．八℃左右）時，赤膊不僅不涼爽，反而會更熱。因為赤膊只能在皮膚溫度高於環境溫度時增加皮膚的輻射、傳導散熱，而盛夏酷暑之日，氣溫一般都接近或超過三十七℃，皮膚不但不能散體內的熱，反而會從外界環境中吸收熱量，因而打赤膊會感覺更熱。此外，高溫天氣下，人體散熱主要靠汗液蒸發，這就需要皮膚表面存有汗珠。高溫天氣下打赤膊，由於皮膚熱量的增加，汗液不斷從毛孔中分泌出來，就使得小的汗珠還沒來得及蒸發便匯成了較大的汗滴。大汗滴是很容易流淌的，因而大大降低了蒸發散熱的速度。因此老年人在夏季不宜打赤膊。

②夏季不適宜穿黑色衣服：美國的一項研究挑戰了夏季穿白色衣服比穿黑色衣服更涼快這個傳統觀念。很多人認為在炎熱的夏季，穿白色服裝比穿黑色服裝涼爽。專家們指出，人體內的熱量可以透過輻射、傳導、對流和蒸發向外散發。黑色衣服要比白色衣服吸熱多，但吸收的熱量可以成為衣服內形成對流的動力（就像夏季午後，地面受熱容易形成局地對流甚至雷陣雨天氣一樣），衣服內的空氣對流，可將皮膚表面的汗液和部分熱量帶走消散，人體自然就會感覺涼爽。當然，黑色衣服要做得寬鬆一些，這樣可以使「對流」加強，衣服的涼爽程度也增加。對上述研究成果，老年人在夏季穿衣時

不妨參考一下。

③化纖面料輕便又清涼：通常含有化學纖維的面料重量輕、價格廉、花色品種多，因而有人喜歡用它做夏天的衣服。但事實上，夏季人體出汗很多，而化纖布料雖然較輕較薄，但吸水性、透氣性均差，皮膚很難透過汗液蒸發進行散熱，因而夏天穿這類面料的衣服並不涼爽。同時，汗液的過多滯留，還會使皮膚分泌物腐敗、發酵，加之合成纖維在生產過程中混入的單體氨、甲醇等化學成分對皮膚刺激較大，因而容易誘發過敏和多種皮炎。有經驗的老年人常選用真絲綢作為夏季的衣服面料，這是非常正確的。因為真絲是一種蛋白質纖維，對人體皮膚非常有益，真絲還具有吸濕和放濕性能，因而穿起來非常舒適涼爽。此外，植物纖維的棉布及高支紗府綢也很適合老年人做夏季的衣服。

⑵夏季穿衣經

夏天酷熱，老年人保健更是不容忽視。老年人夏天穿衣要選擇吸汗能力強、通氣性好、開口部分寬、穿著舒服、便於洗滌的衣服。

老年人的貼身衣服最好用純棉製品，盡量不要穿化纖衣服。從保健角度來說，因為化纖衣物帶靜電，會刺激皮膚，容易引起皮膚瘙癢。但有些老年

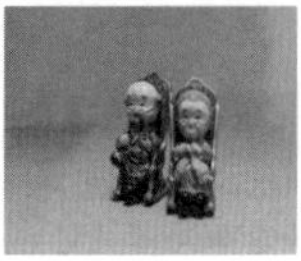

人選擇化纖衣物還會起到一定的治療作用。比如患風濕性關節炎的老年人則可以穿用氯綸（合成纖維）製成的褲子，因為氯綸產生的靜電，可以幫助治療風濕性關節炎。

老年人穿的衣服，要求具有較好的透氣、透濕與隔熱等性能，以利於熱量的外散。棉紡織品吸濕性強，可吸收皮膚排出的汗液，這樣，既有利於皮膚透過出汗向體外散熱，又能減少皮膚表面因出汗引起的發黏感，保持皮膚乾燥、清潔；合成纖維的衣服之所以使人感到悶熱，主要是吸濕性、透氣性較差；相反，穿絲綢品製作的服裝之所以使人感到涼爽舒適，主要是由於吸濕性和透氣性較好。真絲綢是蛋白質纖維，穿著後對皮膚無任何刺激作用且美觀、易乾。

因此，老年人夏季服裝應選擇絲綢織品和針篩織品為材料。錦綸、滌綸、丙綸等合成纖維品，吸濕性和透氣性較差，穿後容易感到悶氣，老年人皮膚乾燥、發癢，更不宜以這些材料做貼身內衣，也不宜製作夏季衣服。同時衣服樣式要寬大簡單，盡量減少紐扣的數量，最好穿對襟服裝便於穿脫。老年人夏季服裝的式樣可採用開放型結構，盡可能使皮膚表面暴露在外面，使體內產生的熱量能較快地向外散發。另外，夏季宜穿白色或淺色衣服，不宜穿深色的衣服，這樣，既可防止強烈的日光照射，保護皮膚，又能通風發汗，給人涼爽的感覺。

夏季戴帽子，老年朋友應該首選空頂帽，有利於體內火氣散發。清代著名養生大家曹庭棟《老老恒言》中記載：「梁有『空頂帽』，隋有『半頭幘』，今兒童帽箍，大抵似之。虛其頂以達陽氣，式最善。」建議老人可以選擇空頂帽遮陽，這種帽子最適合春夏之交涼爽的天氣。空頂帽在梁代就有，兒童常戴的帽箍實際上也是這個道理。這種帽子沒有頂，利於通達陽氣，從而強壯身體。經常可以看到老人模仿空頂帽的樣子做成睡帽在家中戴，雖然美觀不足，但非常舒適實用。此外，老人佩戴帽子還要注意以下幾點：帽子的材質應該柔軟、保溫，內襯最好用天然織物。帽子的厚薄以保暖但不出汗為佳，如戴帽出汗反而更易感冒。頭髮油脂較多的人，應該戴透氣性好的帽子，而且要經常刷洗，及時去掉污漬。頭部喜歡清涼，所以帽子不能太厚重，否則體內火氣不易散發，導致血壓升高、口乾舌燥、咽喉腫痛等。

最後講一下穿襪子的講究，由於腳掌上分佈的汗腺與手掌上的一樣豐富，即使人體其他部位的皮膚汗腺分泌全部停止，腳掌的汗腺分泌仍然不會

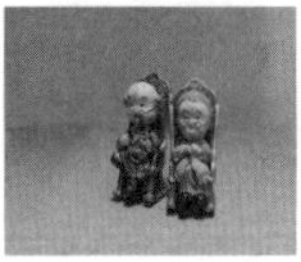

停止。因此老年人的襪子應該具有維持正常體溫及保健的作用。老年人夏天一定要選擇單薄、透氣、吸濕、排濕性好的襪子，才有利於腳汗的揮發，保證身體健康。

6 老年人夏季吹風的學問

(1)不宜長時間吹電風扇

老年人不宜長時間吹電風扇，更不應開著電風扇入睡。這是因為電風扇對著人體不斷吹風時，流動的空氣透過對流和傳導產生了突然降溫的效果。這種作用會引起皮膚毛細血管收縮，外周阻力加大，血壓升高。這時人體血液會重新分配，受涼部位供血減少，其他器官供血增多。特別是頭部皮膚血管豐富，對冷刺激敏感，受冷後先收縮，之後因代謝產物堆積刺激而又擴張，便引起胸悶、乏力、頭痛、頭昏等症狀，關節部位供血不足，會引起關節酸痛。夏天在電扇下猛吹，因體溫急劇散失，呼吸道血管收縮，局部防禦功能下降，平時寄生在這裡的細菌、病毒乘虛而入，引起上呼吸道感染，俗稱熱傷風。所以老年人吹電風扇時不要距離太近，也不宜直對身體，時間不宜過長，轉速不宜太快。

(2)怎麼吹風扇不生病

夏天天氣炎熱，吹冷氣是常有的事情，電風扇似乎逐漸退出舞臺，然而專家指出，吹電風扇比冷氣更健康，尤其對於老年人來說。可是睡覺的時候吹風扇，往往會出現感冒、乏力、腹瀉、頭暈、頭痛等現象。

①要選擇一台「多段式」的風扇，即吹風速度分段多的，最好有睡眠風、柔和風等。

②不宜對人直吹，直吹時風邪易侵入體內，尤其是在身體虛弱或大汗淋漓時，最好讓電扇朝一個角落吹。

③長時間對著電風扇吹，容易引起傷風、感冒、腹痛、腹瀉等疾病。一般以一次半小時到一小時為宜。

④風扇不能直對著一個方向和部位吹。因為被風吹到的部位皮膚汗液蒸發快，溫度顯著降低，而吹不著風的部位，汗液蒸發慢，時間過久，就會帶來全身不適。

⑤風扇與人的距離最好大於二公尺。如果家中不具備這樣的條件，可把風扇對著牆，讓風折射過來吹。

⑥出汗較多時，不要立即在靜坐或靜臥情況下吹風，因為此時全身體表

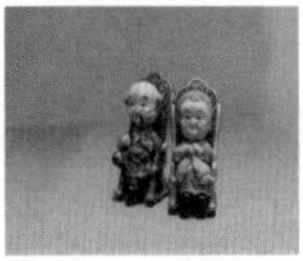

血管擴張，突然遭到涼風吹拂，往往會引起血管收縮，排汗立即停止，從而造成體內產熱和散熱失去平衡，多餘的熱量反而排泄不出來；涼風吹襲後，局部防禦功能下降，病毒細菌侵入，會引起上呼吸道感染，肌肉、關節疼痛，有的甚至導致腹痛、腹瀉。

⑦當氣溫超過三十℃時，不要選擇過大的風速，因為此時風扇吹來的風也是高溫的。人體主要靠汗液蒸發散熱，如果電扇風吹得過大，皮膚表面溫度下降，毛孔閉塞，身體內部汗液散發不出來，不僅會覺得熱，還會出現疲乏無力、腰酸背痛，這就是「憋汗」。

⑧睡覺時不要一直吹風扇，如果覺得太熱，可在入睡時，將風扇調至睡眠檔位，定二十分鐘左右關掉即可。

⑨風速不宜過大，現代科學認為，室內的風速最好控制在〇．二～〇．五公尺／秒，尤其是在通風較好的房間和有過堂風的地方，電扇的風速更不可過大。

⑩電扇宜吹吹停停，宜用擺頭電扇，對於小兒、老人、身體虛弱的人，更應少用電扇吹風，因為「邪之所湊，其氣必虛」。

(3)如何正確吹冷氣

天氣燥熱，很多家庭的冷氣一開就是一天，雖然達到了降溫解暑的效果，但對於身體功能衰退的老人年來說，長期吹冷氣特別容易著涼，帶來健康隱患。老年人由於免疫系統逐漸衰退，容易患各種疾病，且患病後恢復緩慢，因此吹冷氣需要特別注意。今天，我們就來為老人朋友應該怎樣正確吹冷氣出點主意。

①溫度調到二十七～二十八℃：一般來說，冷氣的溫度調節在二十六℃左右，老人不妨將溫度再調高一兩度，維持在二十七～二十八℃，這樣室內外的溫差可以保證在合適的七℃左右。注意，冷氣通風口不要直對著人吹。

②護住肩頸：很多老人肩頸都怕受風，出入冷氣房，最好護好肩頸、膝蓋等重要部位，一定要避免在冷氣房內穿著過於暴露的衣服。

③多喝溫水：冷氣房內空氣乾燥，容易流失水分，造成鼻腔和黏膜過乾，引發支氣管炎。因此，要多補充水分，以四十℃溫水為宜。

④二小時開一次窗：老人不宜長時間待在冷氣房裡，最好每隔二個小時就關掉冷氣，打開窗戶通通風，呼吸下新鮮空氣，或者到室外走一走，舒展一下身體。晚上睡覺最好不要開冷氣。

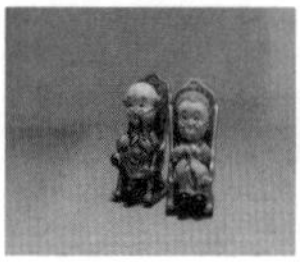

⑤給身體一個緩衝：溫度驟然下降，會使血管急速收縮，很容易引發頭痛，甚至心臟病或中風等。老人進入冷氣房時，不妨採取分段式的方法，先在室外的陰涼處待幾分鐘，之後再進入室內，反覆兩三次，給身體適應室內低溫環境一個緩衝的時間。

⑥洗澡後不要開冷氣：洗澡後血液循環加快，皮膚的毛孔也是舒張的，此時吹冷氣會急速收縮血管和毛孔，極易受寒而引起感冒。最好是等身體自然風乾或擦乾以後，休息二十～三十分鐘後再開冷氣，當身體大汗淋漓時更應如此。

(4)吹冷氣慎防腦中風

①冷氣使用不當誘發中風：中風一般多發於寒冷的冬季，但夏季老人中風的事情也時有發生。在高溫炎熱天氣裡，人體出汗較多，而老年人體內水分比較少，活動也相應少，體內血液流動緩慢，這樣使得血液黏稠，輸向大腦的血液受阻變緩，發生中風的機率自然也會相對增高。

此外，在臨床上，專家還發現，不少患者發生中風與使用冷氣不當有關。目前，一般居民家不是每個房間都安裝冷氣，這樣居室間就形成了溫差，溫差可能有七～八℃，這對老年人，特別是患有高血壓、動脈粥樣硬化的人來說，可能就會難以適應，容易導致腦部血液循環障礙而誘發中風。值得提醒的還有，有的人整晚開冷氣，冷風口對著身體吹，專家認為，長時間待在溫度過低的冷氣間裡，不利於血液循環，也會間接誘發中風的發生。

②防中風注意事項。

A控制高血壓：控制高血壓是預防中風的重點。高血壓患者要遵醫囑按時服用降壓藥，最好每日測一次血壓。要保持情緒平穩，少做或不做易引起情緒激動的事，如打牌、搓麻將等；飲食須清淡有節制，戒菸酒，保持大便通暢；適量運動。

B防治動脈粥樣硬化：防治動脈粥樣硬化，關鍵在於防治高脂血症和肥胖。養成健康的飲食習慣，多吃新鮮蔬菜和水果，少吃脂肪高的食物如肥肉和動物內臟等；適量運動增加熱量消耗，服用降血脂藥物。

C控制糖尿病：遵醫囑服用降糖藥，定期測血糖，積極預防和治療糖尿病併發症。合理飲食，每餐要定時定量，限制吃糖，禁酒，多吃豆類食品和纖維素含量多的食品，如糙米、粗麵等。運動療法與飲食、藥物治療密切配合。

D注意中風先兆：一部分患者在中風發作前常有血壓升高或波動、頭痛

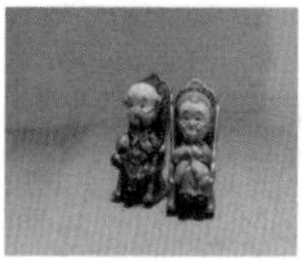

頭暈、手腳麻木無力等先兆，發現後要盡早採取措施加以控制。

控制短暫性腦缺血發作：當患者有短暫性腦缺血發作先兆時，應讓其安靜休息並積極治療，防止其發展成腦血栓。

E注意氣象因素的影響：高血壓患者在穿衣、飲食、運動等方面都要順應四時氣候變化，保持良好的心情和心態。此外，在醫生的指導下經常服用一些活血化瘀、改善微循環和腦功能的藥物，也有助於預防中風的發生。

③防中風有三大戒。

A一戒飲酒：某患者，男，四十八歲，患高血壓多年，不規則服藥，血壓控制得不理想，時高時低，醫生囑其正規服藥，定期測量血壓，並勸其戒酒。但該患者不遵醫囑，某日宴，開懷痛飲，此時醫生的勸告早已置之腦後，結果席中突發中風不治而故，親人悲傷欲絕。從醫學觀點來看，少量飲低度酒（每日每人五十克）對於心腦血液循環不無裨益，但對於高血壓患者長期飲酒則是有害健康的。

酒可加重血脂水平及動脈粥樣硬化，使腦血管彈性減弱，這就奠定了出血性及缺血性中風的病理基礎，一旦大量飲酒更可使心跳加快、血管收縮，血壓在原已較高的水準上驟然升高，使硬化脆弱的腦血管破裂出血，如出血量較大，顱壓過高，腦疝形成，則難以搶救。

B二戒排便加壓：某退休經理高血壓住院，大便祕結，夜間如廁因排便用力過猛致腦出血死亡。老年人因活動減少，腸蠕動減弱，習慣性便祕比較常見，用中醫的話來說則是「氣血津液虧耗，脾胃功能減退」。緩解便祕應從調理生活入手。適當運動，多飲水及進食富含纖維素的蔬菜瓜果，少食刺激性食物，還可每日用自我按摩的方法解除便祕。方法為：自右下腹開始向右上、左上及左下腹的方向按壓，把結腸內瀦留的糞便擠向乙狀結腸及直腸，有利於結腸的大段反射及排便，必要時可借助開塞露等潤滑劑幫助糞便排出或同時口服適量通便藥。

C三戒情緒激動：某老年農民，六十七歲，原有高血壓病史，因土地糾紛和他人爭吵突發中風，經搶救無效死亡。情緒激動如悲痛欲絕、捧腹大笑等均可使交感神經功能亢進，去甲腎上腺素分泌增多，血管收縮，心跳加快，血壓驟高，原有高血壓者可發生腦出血致死。故高血壓患者應保持情緒穩定，性格開朗，遇事樂觀大度，切忌情感過度激動。

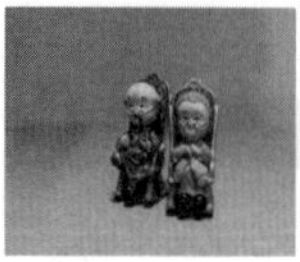

第三章　老年人秋季養生與保健

◆老年人秋季調理指南：

秋季，指農曆七至九月，包括立秋、處暑、白露、秋分、寒露、霜降六個節氣。秋季氣溫已降低，人們煩躁的情緒也隨之平靜，且秋風帶來秋季宜人的景色，此時切勿因眼前的美景忽視了養生。許多因素往往在不經意間影響著您的健康，且夏季過多的耗損也應在此時及時補充，所以秋季應特別重視養生保健。

秋季養生貴在養陰防燥。秋季陽氣漸收，陰氣生長，故保養體內陰氣成為首要任務，而養陰的關鍵在於防燥，這一原則應具體貫徹到生活的各個方面。

秋季是人體陽消陰長的過渡時期。所以順應秋季的自然特性來養生，即保肺，可起到事半功倍的效果，具體應做到以下幾點。

①調節飲食：老年人由於五臟衰弱，腸胃薄弱，如果飲食生冷無節，饑飽無常，勢必傷胃犯病。因此，秋季老年人應少吃多餐，多食熟軟開胃易

消化之物。另外，由於秋季氣候乾燥，因此在食物選擇上應以甘平潤燥、養肺生津之品為主。如梨、百合、麥冬、荸薺、山藥、豬肺、蓮子、藕等可多食；也可適當加些滋補中藥煮粥、泡酒飲用，如枸杞子粥、黃精粥、玉竹酒、柿子酒等，對扶正防病有積極作用。

②調養精神：秋令肅殺，自然界淒涼的景色容易導致老年人悲觀傷感的消極情緒。研究發現不良的心理刺激，會抑制人體免疫防禦功能，易致內分泌及新陳代謝紊亂，從而導致疾病叢生，因此，老年人應特別注意精神保健，可適當選擇琴棋書畫、養花草、玩物賞鳥等文化娛樂活動，以愉悅身心、陶冶情操。

③注意起居：「一場秋雨一場涼」，秋季溫差變化較大，氣溫偏低，風寒邪氣極易傷人，加上老年人抵抗力和適應能力降低，尤易患感冒、上呼吸道感染、肺炎、肺心病，甚至發生心衰而危及生命。因此應注意防寒保暖，身體狀況佳者可用冷水洗臉、擦鼻，甚至冷水浴，以提高耐寒防感冒能力。

④重點防範：秋季的特殊氣候特點，極易發生「秋燥咳嗽」、感冒、慢性支氣管炎發作、胃病、風濕病、哮喘及心腦血管疾病等。

因此，老年人應重點防範，結合自己體質情況，積極控制原發疾病，警

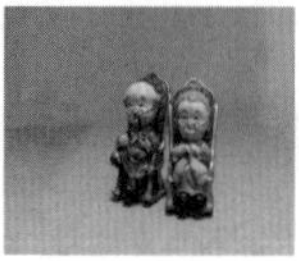

惕秋季易發病的發生。

1老年人秋季最佳保健食譜

食譜推薦：菊花粥、四寶養肝粥、菊花肉絲、菊花豬肝湯、冰糖銀耳湯、冰糖燉木瓜、羅汗果白菜湯、沙參玉竹燉老鴨湯、劍花燉豬肺湯、沙參百合潤肺湯、烏豆杞子沙參豬肝湯、雪梨西米露、甜杏仁燉雪梨湯、桂圓山楂汁。

2秋季老年人怎樣改善睡眠

秋冬季節交替，老年人失眠倍增，專家提醒失眠也會加重一些疾病。引起中老年人失眠有多種原因，腦部器質性疾病可引起腦功能失調而產生失眠，症狀如腦動脈硬化、高血壓、腦出血、腦梗塞、癡呆或帕金森病等疾病，一些全身性疾病、呼吸系統疾病、類風濕關節炎、糖尿病、全身瘙癢症、頸椎病等病，可因為疾病本身或其伴隨症狀而影響睡眠，加重老年人的失眠，反過來失眠也會成為這些疾病的誘因，專家指出心理問題也易失眠，是中老年人失眠的常見原因。尤其是獨居的老年人，抑鬱狀態及抑鬱傾向的比例高於青年人，憂鬱症有情緒低落、興趣減少、注意力不集中等症狀，其失眠主要表現為早醒、入睡困難，嚴重程度與憂鬱症的程度有直接關係。

此外，外界環境的改變也是不可忽視的客觀因素，如更換住所、聲音嘈雜、聲光刺激、床鋪太軟或太硬、室內溫度太高或太低、蚊蟲叮咬等，都會影響到睡眠品質。還有，抽菸和睡前飲酒、作息不規律，都會影響睡眠，一些食物或藥物，如睡前服用興奮性飲品如咖啡、濃茶和一些藥物，也是引起失眠的原因。

(1)秋季睡眠保健常識

①晨練五分鐘：起床後鍛練五分鐘，不僅為身體充電，而且加倍消耗熱量，很多人誤認為晨練必須五點鐘爬起來跑上幾公里，其實不必要，也不太實際，你只消花五分鐘做做俯臥撐和跳躍運動，使心率加快，就可達到理想的效果，要麼對著鏡子打拳一百下感受那種能量積蓄的過程。

②養成喝水習慣：處於缺水狀態，會常感覺衰憊，早晨起來先喝一杯水，做一下內清潔，也為五臟六腑加些「潤滑劑」，每天至少喝一千CC水，不過也不是多多益善。

③吃早餐：美國有研究發現，不吃早餐的人體重超標，還愛打瞌睡，做

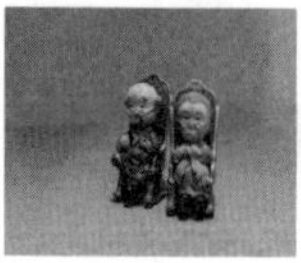

事無精打采；講究吃早餐的人則精力充沛得多，體形也相對勻稱。最營養健康的早餐是兩片全麥麵包、一塊燻鮭魚和一個番茄。全麥麵包含有豐富的碳水化合物和纖維，番茄的番茄紅素有利於骨骼的生長和保健且對前列腺疾病預防有好處，鮭魚中豐富的脂肪酸和蛋白質對身體更加有益。

④十點加點心：即使早餐吃得不錯，到上午十點半前，儲存的糖原也差不多用完了，你要想剩下的時間仍像剛充完電，這就必須加一塊巧克力或幾塊餅乾，補充熱量外還有效避免午餐暴飲暴食。

⑤保持心情舒暢：養生之道，當數和氣為先。健康大師洪昭光曾說過，夫妻牽手走路一舉三得：走路是最好的運動；走路時夫妻說話可增進感情；走路時牽手可使肌膚相親，而夫妻心靈上的「牽手」與老倆口的健康長壽關係密切。心靈「牽手」的長壽原因是老兩口互敬互愛、同甘共苦，避免惡性情緒刺激，利於增強機體免疫力，延緩組織器官老化。而雙方無微不至地照顧，關心對方的飲食起居，則有利於預防疾病。很多事例已證實，第一個感知自己疾病的往往是細心的老伴。性格也可調節疲憊，研究證實，工作中內向害羞的人，更容易覺得累，而外向的人精力更足。

3 求醫診治合理調養

俗話說：「入夏無病三分虛」。立秋一過，氣候雖然早晚涼爽，但仍有秋老虎肆虐，故人易倦怠、乏力、納呆等，根據中醫「春夏養陽，秋冬養陰」的原則，此時進補顯得十分必要。秋季，有利於調養生機，去舊更新，此時進補是恢復和調節人體各臟器功能的最佳時機，稍加滋補便能收到祛病延年的功效。在冬季易患慢性心肺疾病者，更宜在秋天打好營養基礎，克服睡眠障礙，以增強體內應變能力，在冬季到來時，減少病毒感染和防止舊病復發。

秋季，也是人胃口大開的季節，此時透過食補可改善和提高免疫力。失眠問題如何解決，專家建議除了「靠自己」盡量改變生活形態之外，必要時應求助於醫生，老年患者盡管失眠問題嚴重，真正求醫診治的也不過六成，而失眠嚴重的患者求醫的僅占四成。在睡前聽聽舒緩的催眠音樂，洗過澡再睡，全身心放鬆下來更容易入眠。

4 老年人秋季如何遠離咳嗽

(1) 老年人秋季咳嗽的誘因

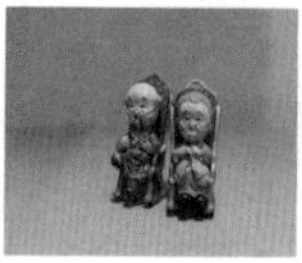

咳嗽是呼吸系統疾病的主要症狀，如咳嗽無痰或痰量很少為乾咳，常見於急性咽喉炎、支氣管炎的初期；急性驟然發生的咳嗽，多見於支氣管內異物；長期慢性咳嗽，多見於慢性支氣管炎、肺結核等。咳嗽的不利作用，是可把氣管病變擴散到鄰近的小支氣管，使病情加重。另外，持久劇烈的咳嗽可影響休息，還易消耗體力，並可引起肺泡壁彈性組織的破壞，誘發肺氣腫。咳嗽的形成和反覆發病，常是許多複雜因素綜合作用的結果。

①吸入物：吸入物分為特異性和非特異性兩種。前者如塵蟎、花粉、真菌、動物毛屑等；非特異性吸入物如硫酸、二氧化硫、氯氨、甲醛、甲酸等。職業性咳嗽的特異性吸入物如甲苯二異氰酸酯、鄰苯二甲酸酐、乙二胺、青黴素、蛋白酶、澱粉酶、蠶絲、動物皮屑或排泄物等。

②感染：咳嗽的形成和發作與反覆呼吸道感染有關。在咳嗽患者中，可存在有細菌、病毒、支原體等，如果吸入相應的抗原則可激發咳嗽。在病毒感染後，可直接損害呼吸道上皮，致使呼吸道反應性增高。有學者認為病毒感染所產生的干擾素、白介素，使嗜鹼性粒細胞釋放的組胺增多。在乳兒期，呼吸道病毒（尤其是呼吸道合胞病毒）感染後，表現為咳嗽症狀者也甚多。由於寄生蟲如蛔蟲、鉤蟲引起的咳嗽，在偏遠地區仍可見到。

③食物：由於飲食關係而引起咳嗽發作的現象在咳嗽患者中常可見到，引起過敏最常見的食物是魚類、蝦蟹、蛋類、牛奶等。

④氣候改變：當氣溫、氣壓和空氣中離子等改變時可誘發咳嗽，故在寒冷季節或秋冬氣候變化時較多發病。

⑤精神因素：患者情緒激動、緊張不安、怨怒等，都會促使咳嗽發作，一般認為它是透過大腦皮層和迷走神經反射或過度換氣所致。

⑥運動：有百分之七十～百分之八十的咳嗽患者在劇烈運動後誘發咳嗽，稱為運動誘發性咳嗽，或稱運動性咳嗽。臨床表現有咳嗽、胸悶、氣急、喘鳴，聽診可聞及哮鳴音。有些患者運動後雖無典型的哮喘表現，但運動前後的肺功能測定能發現有支氣管痙攣。

⑦藥物：有些藥物可引起咳嗽發作，如普萘洛爾等因阻斷$\beta 2$腎上腺素能受體而引起咳嗽。

(2)老年人秋季咳嗽要注意

入秋之後，天氣逐漸轉涼，早晚溫差大，人體新陳代比較緩慢，尤其老人抵抗力弱，容易感冒、咳嗽。其中，咳嗽是秋季的常見病證，許多人患咳嗽後都不太在意，隨便用一點消炎止咳藥，或忍一下、很快就過去了，這往

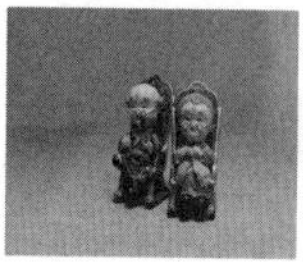

往會很容易引起一些大問題。就中老年人而言，有一些咳嗽是不能大意的，因為這樣很容易使一些重要的疾病被誤診誤治，輕則增加患者的痛苦，重則影響疾病的治療效果。在此，提醒廣大老年人秋季咳嗽用藥要慎入六大盲點並警惕四種咳嗽。

盲點一：濫用抗生素。咳嗽最常見於感冒，而感冒的罪魁禍首多是病毒。抗生素類藥物主要是針對細菌感染，對病毒無效。咳嗽時濫用抗生素非但改善不了症狀，反而會促使細菌產生耐藥性，當真正發生感染時，藥物就有可能失去療效。

盲點二：一藥百治。引起咳嗽的原因是多方面的，中醫學將咳嗽分為熱咳、寒咳、傷風咳嗽、內傷咳嗽等，因此止咳中成藥也有寒、熱、溫、涼之分。不對症下藥，則無法達到止咳的療效。例如川貝止咳露、強力枇杷露偏寒，不適合風寒咳嗽者服用。

盲點三：用藥不及時。很多人認為咳嗽不用治療，扛一扛就過去了。其實，如果在咳嗽發生的起始得不到及時有效的治療，很容易使咳嗽頻繁發作，導致咽喉疼痛、聲音嘶啞、胸痛等。對於感冒咳嗽，需要引起足夠的重視，及時採用合理的藥物治療。

盲點四：忽視成癮性。中樞性鎮咳藥雖然鎮咳效果較好，但長期使用容易成癮，對藥物產生依賴，停藥後會出現煩躁不安、噁心嘔吐等心理和生理症狀，因此其應用受到嚴格控制，需要憑處方購買。臨床上應用比較廣泛的鎮咳藥是右美沙芬製劑，鎮咳作用與可待因相似，在十五～三十分鐘內快速起效，並且在有效劑量內無成癮性，被世界衛生組織推薦為可替代可待因的一種鎮咳藥。

盲點五：錯誤用藥。人體的呼吸系統受到病菌感染時，呼吸道內的病菌和痰液均可透過咳嗽被排出體外。如患氣管炎、肺炎等疾病時，呼吸道上下會存有大量痰液，這時就不宜使用鎮咳藥，否則會因咳嗽停止而將痰留在呼吸道內，使炎症擴散；一般應選用祛痰藥，如氯化銨、碘化鉀、痰咳淨等。

盲點六：忽視飲食調護。俗話說：「三分治，七分養。」對咳嗽的治療，應加強飲食調護，注意食補養肺。可以適當進食一些養陰生津之品，如百合、蜂蜜、梨、蓮子、銀耳、葡萄及各種新鮮蔬菜等柔潤食物，少吃

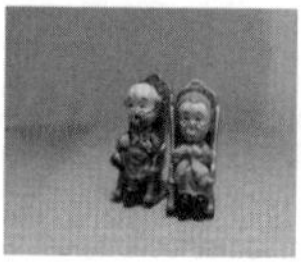

辛辣燥熱之品。

(3)老人秋季咳嗽怎麼治療

秋季早晚溫差較大，很多老年人因免疫力較低，容易著涼感冒，盡管感冒症狀不是特別明顯，卻出現了長期的慢性咳嗽症狀，嚴重影響老人的休息，應該如何治療呢？

◆專家提醒：咳嗽日久，對肺組織的損傷極大，可導致肺組織毛細血管破裂出血，出現咯血的症狀，最終導致肺實質病變，呼吸功能將受極大影響，所以早期治療咳嗽是防止疾病進一步發展的關鍵。但老年人的身體狀況並不適合長期應用抗生素，若一味強調用西藥治療極易造成菌群失調的後果，甚至會引起真菌性感染的肺部疾患，使病情更加複雜難治。

中醫學認為，秋季氣候乾燥，「燥易傷肺」，此時正是呼吸系統容易發病的季節，患者出現乾咳少痰、病程長、不易好轉，此時抗生素治療並不是最佳治療方案，如果在應用「滋陰潤肺」的食療基礎上，配合服用穿心蓮內酯滴丸療效更佳，也更安全。

秋季老人可以吃有「滋陰潤肺」功效的水果，如梨。中醫認為，梨有生津止渴、止咳化痰、清熱降火、養血生肌、潤肺去燥等功能。現代醫學研究認為，梨還有降低血壓、清熱鎮靜的作用。高血壓患者，如果有頭暈目眩、心悸耳鳴，經常吃梨，可減輕症狀。對於肝炎、肝硬化患者來說，梨作為醫療食品經常食用也很有好處。

穿心蓮性味苦寒、無毒，其主要作用是清熱解毒、涼血消腫，臨床常用於治療各種感染性疾病，包括外傷感染、癤、癰、丹毒、上呼吸道感染、急慢性扁桃體炎、急慢性咽喉炎、急慢性支氣管炎、急性菌痢、急性胃腸炎、尿路感染、子宮內膜炎、盆腔炎、中耳炎、牙周炎等。穿心蓮的副作用和毒性很小，臨床應用一般是安全的，對於老年人秋季因感冒出現的慢性咳嗽尤其適合，它作用溫和，透過改善機體免疫防禦能力，發揮藥物抗菌作用，無西藥抗生素耐藥現象發生。目前穿心蓮有多種製劑，如水丸、蜜丸、膠囊、片劑、浸膏片、軟膏、注射劑等。

專家提醒老年人在秋季容易出現呼吸系統疾病，治療困難，應以積極預防為主，在溫差大時應及時增減衣服，平時要做適量運動，透過運動促進血液循環，激發體內各器官的抗病能力，提高機體的免疫力和心、肺的儲備能力，從而達到預防多種疾病發生的目的。另外平時還應堅持多飲水，不要等有口渴感才喝水，應當養成主動飲水的習慣，針對「秋燥」易造成的水分丟

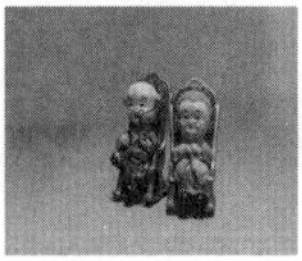

失能及時補充，避免因「燥熱之氣侵於肺，耗傷津液」，致使肺陰受傷，導致秋燥咳嗽的發生。

如果老人咳嗽的同時還伴有痰多的現象，可採取以下方法進行治療。據中醫專家介紹，痰多要調理肺，多食用銀耳、藕、荸薺、梨和百合等清肺化痰的食物。還可以嘗試中藥熱燻療法。熱燻療法是指將嘴張開，以適當距離對著有熱氣的水杯燻。熱水內浸泡適量中草藥，水溫在五十℃以下為宜。每次十五～二十分鐘，每天三次，能清肺化痰。

◆熱水浸泡的藥物可以選擇以下幾種。

①竹茹：清熱化痰，用於痰多咳嗽、痰黃黏稠者，一般使用六～十克。

②瓜蔞：清熱化痰、利氣，用於痰多咳嗽、自感發熱、合併便祕者，一般使用十～二十克。

③款冬花：能潤肺下氣、止咳化痰，適用於喘息、痰中帶血者，一般使用三～九克。

④桔梗：開宣肺氣、祛痰，適用於外感風寒、咽喉腫痛、痰多者，一般使用三～九克。

⑤紫菀：止咳化痰、定喘、解熱，適用於風寒咳嗽氣喘、痰多者，一般

使用三～九克。

⑥膨大海：清宣肺氣、利咽，用於聲音嘶啞、咽喉腫痛、痰多咳嗽者，一般使用二～三粒。

5 老年人秋季保健小叮嚀

叮嚀一：老人秋季養生注意腳部保暖

秋季來臨，各種養生保健問題一一擺在面前，老年人體弱多病、抵抗力下降更要注意。老年人立秋養生首先要注意腳部保暖，立秋天氣依舊炎熱，許多老年人貪涼喜歡穿涼鞋，殊不知穿涼鞋有許多注意事項。老人腳的關節、韌帶、骨骼因老化緣故，導致足弓逐漸塌陷，對身體的支撐能力明顯下降，因此對鞋有更多要求。在選擇涼鞋上，要注意以下幾點。

①硬底軟墊：老人穿的涼鞋，質地不要買塑膠或硬皮革的，應選擇鞋面面料柔軟的，軟皮的比較適合，但鞋底則不宜太軟。硬底鞋具備的一些好處是軟底鞋所沒有的，堅硬的弧形鞋底模擬了行走時足底的屈曲，可對行走產生助力。不光是鞋底，有一定硬度的鞋後幫也可抗擠壓，給予足跟部更大的承托力量。

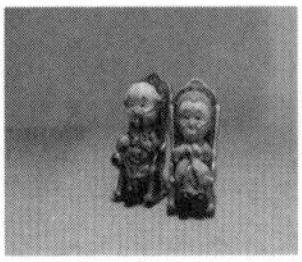

②繫帶涼鞋：最好能隨時調節肥瘦，如繫帶或有粘扣的鞋。因為包括老人在內，很多人的雙腳會在下午出現水腫，如果此時涼鞋過緊，會使腳部血液循環不暢，熱量不能有效到達腳部，還可能引起腳趾腫脹。可調節肥瘦的繫帶涼鞋可避免這一問題。同理，老人選擇涼鞋尺寸一定不要偏小。

③防滑性能好：不要選那些鞋底太平的，一沾水就很滑，盡量選擇帶防滑紋鞋底的鞋，透過加大鞋與地面的摩擦力，減少老人腿部的緊張度。另外，鞋跟最好不超過三公分，越接近地面的穩定性越好，也就越不容易滑倒，但完全平跟也不合適，可以有二公分左右的鞋跟，提高老年人足底的抗震能力，有保護脊椎椎間盤的作用。

④透氣性能好：老人穿上涼鞋後，皮膚濕氣散發量為每十二小時十五～四十克。若濕氣滯留在鞋內超過四～五小時，腳越濕，散失的熱量越多，進而導致著涼。因此老人選擇涼鞋盡量不要選大面積皮革的，透氣裸露部分要多些，尤其鞋幫兩側要有透氣孔。

此外，老年人應注重腳部保暖，穿涼鞋時還要穿一雙薄棉襪。雖然涼鞋的透氣性很好，但人的雙腳很容易出汗，不穿襪子時，腳底直接接觸涼鞋，會使腳底皮膚浸泡在汗液裡，導致適宜真菌生長的濕熱環境形成，引起腳部真菌感染。因此，老人在穿涼鞋時配一雙薄棉襪子，可以很好地吸汗，防止磕碰以及細菌、灰塵等帶來的患病風險。還能防止老年人腳涼，對足底有一定的保暖效果。

叮嚀二：秋季老年人防寒保暖小常識

寒露過後，氣候越變越涼，早晚寒意更重。此時，老人要特別警惕「秋雨」來臨。俗語說「一場秋雨一場寒」，秋雨過後的寒氣是最沁人心骨的。老人體質虛弱，易受寒邪侵襲。在防寒保暖方面，需提前做好準備。肩頸、腰背、腳這三個部位處於人體陽氣運輸的主要通道上，需要特別留心。

①暖頸：脖子長時間裸露在外，是寒氣入侵的主要部位。一些老年朋友每到換季就會咳嗽、感冒、嗓子發炎，很大一部分原因是脖子受涼惹的禍。建議：深秋後老年朋友應收起大領口和無領的衣服，穿有領或高領的。颳風時，別忘戴條圍巾、絲巾、薄紗巾。運動可模仿烏龜伸脖的動作，前後伸縮脖子，之後再左右轉動，感覺到舒展、微熱即可。飲食上，做菜時可以適量加點薑、辣椒等辛辣調味料。

②暖腰：腰乃腎之府，老年朋友體內陽氣下降，腰背保暖尤為重要。天氣轉涼會使腰肌勞損、韌帶損傷等症狀加重，原本並不明顯的腰痛症會一下

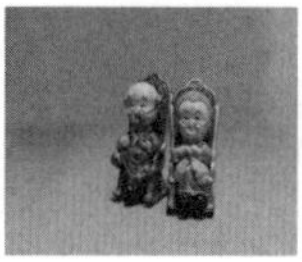

子暴露出來。建議：秋季晝夜溫差大，早晚出門時不妨加件背心或馬甲；可以勤做健身操裡的腹背運動再加上蹲起，運動量不大，卻能很好地溫暖腰背，或者將雙手搓熱後捂在腰眼位置，也能起到暖腎的功效；食物上可用牛肉、栗子燉湯喝。

③暖腳：腳是人體的第二心臟，許多經絡都源於腳部，因此腳部保暖必不可少。建議老年朋友秋季外出一定要穿上厚襪子，在家時要換上厚拖鞋。看電視時，站立踮起腳尖再放下，重複做至額頭微微冒汗。還可以做順時針和逆時針交替活動腳踝的運動。做完運動，用熱水泡腳可以舒筋活血，溫暖全身。可以燉豬蹄栗子，能防止腳跟痛和腳部皮膚乾裂。

由於早晚溫度偏低，中老年人每天早晨去鍛練的時候要注意保暖，沒有鍛練習慣的中老年人需要多做適當的運動，增強自身防疫能力。

叮嚀二：秋季養生從按摩開始

在中醫裡，按摩也是秋季養生中一個重要環節，下面就跟隨指導享受一下自我按摩吧。

①搓擦大椎防感冒：秋季寒氣入侵，很容易感冒，醫學專家介紹，每天早晚用手掌搓擦大椎（後頸凸骨處）直至發熱為止可預防感冒。大椎為督脈

經穴，主治頭項強痛、咳嗽、氣喘之證。寒氣大多是從大椎處侵入的，經常搓擦這個部位能夠增強禦寒能力。現代研究證明，刺激大椎穴能調節人體免疫力。因此，經常搓擦大椎穴對預防感冒確有幫助，如能同時按摩足三里、迎香（鼻翼兩側）等穴，效果可能更好。

②面部按摩緩衰老：乾燥的天氣會造成皮膚嚴重缺水、粗糙，尤其面部時常有緊繃感。建議培養正確的洗臉方法，首先注意清潔，只有徹底清除臉上的化妝品、灰塵和分泌物，才能保持皮膚的濕潤度。其次，如果洗臉用水最好是軟水（冷開水），軟水含礦物質較少，對皮膚有軟化作用，涼開水也比直接從水龍頭裡接的冷水要好。

面部按摩可促進血液循環和新陳代謝，防止皮膚衰老，在秋季最值得提倡。早晨按摩應由下而上輕輕地做直線運動，因為清晨人的肌肉還處於休息狀態，沒有必要做大範圍的用力按摩。而到了晚上，按摩的目的是消除白天所產生的肌肉疲勞，所以需要順著肌肉的走向，做曲線按摩，盡量大範圍、高效率地刺激肌肉。這就是所謂的「晨直」「夜曲」。而且，最好在洗完臉擦乾後塗抹些面霜、橄欖油進行按摩，這樣可以發揮更好的滋潤作用。另外，每天按摩鼻唇溝兩側的迎香穴十分鐘，可以對有呼吸系統疾病和心血管

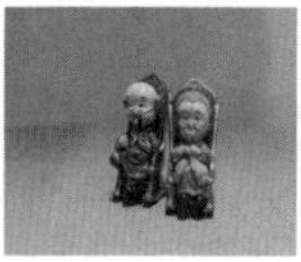

系統疾病的人起到較好的保健作用。

③按摩腳心能強身：民間歌謠「春天洗腳，升陽固脫；夏天洗腳，暑濕可去；秋天洗腳，肺潤腸濡；冬天洗腳，丹田溫灼」是頗有道理的。腳掌心有無數的神經末梢與大腦緊密相連，所以按摩腳心能強壯身體。洗腳時，水的溫度一般保持在四十～五十℃，水量以淹沒過腳踝部為好。雙腳放入溫水中浸泡五～十分鐘，然後用手按摩腳心，按摩時動作要緩慢、連貫、輕重合適。剛開始速度要慢，時間要短，等適應後再逐漸加速。

④常按腰肌好身材：經過專家證實，「叉腰肌」學名「髂腰肌」，由髂肌和腰大肌組成，就是平常按摩的時候脊椎骨兩邊，有一個腎俞穴和一個志室穴。

根據研究，女性身體線條從三十五歲起開始變形，特別是腹部容易囤積脂肪，但除了肌肉衰退、激素失衡、壓力等因素之外，可能與髂腰肌較為脆弱有關。因鬆弛而逐漸衰退的髂腰肌，無法正常保持在脊椎與骨盆位置上。當姿勢不佳，骨盆傾斜後，原本應處於緊張狀態的腹肌與背肌就會鬆弛，而讓內臟下垂，沉積到下腹部，如此一來便容易造成小腹外凸。髂腰肌的主要作用：近側支撐時，它的拉力是由下向上前，收縮時能使大腿彎曲，而在遠側支撐時，兩側髂腰肌同時收縮，使軀幹前屈和骨盆前傾。要鍛練髂腰肌，可以進行高抬腿等運動。

叮嚀四：老人秋季適當補充維生素

秋天為人體最適宜進補的季節。由於老年人消化和吸收功能的逐漸下降，會直接影響他們對日常膳食中營養素的吸收，再加上胃口不好造成的營養素攝入量不足，人會逐漸變得虛弱、視力減退、睡眠不好、認知能力衰減，身體抵抗力也跟著逐步下降。各種中老年人易發的慢性病，例如白內障、糖尿病等都開始乘虛而入。因此，中老年人也需要全面補充維生素（維生素食品）和礦物質，這樣才可滿足中老年人對營養素的特殊需求。

那麼老年人如何來補充維生素呢？醫學專家認為，主要有兩個原則：飲食平衡補充和藥物適量輔助。秋季進補，應選用「補而不燥」「防燥不膩」的平補之品。具有這類作用的食物有茭白筍、南瓜、蓮子、桂圓、黑芝麻、紅棗、核桃等。患有脾胃虛弱、消化不良的患者，可以服食具有健脾胃的蓮子、山藥、扁豆等。秋季容易出現口乾唇焦等「秋燥」證候，應選用滋養潤燥、益中補氣的食品，這類食品有銀耳、百合等。銀耳具有滋陰、潤肺、養胃、生津的補益作用。可用水泡發後煮爛，加糖服食，對治療和預防「秋

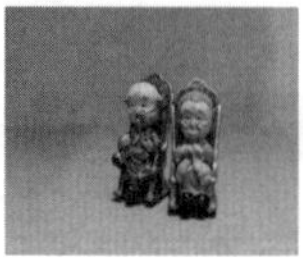

燥」有較好的效果；百合也有養肺陰、滋肺燥、清心安神之功效。

(1)從食物平衡中補充維生素：①含維生素A的食物有動物肝臟、奶類、蛋類、胡蘿蔔、菠菜、小白菜、柿、杏等。②含維生素D的食物有蛋黃、動物肝臟、牛奶等。③維生素E為脂溶性，廣泛存在於各種蔬菜、糧食提煉的植物油（油食品）中。④維生素B1在花生米、麥麩、動物內臟、肉、蛋、蔬菜中含量豐富。⑤維生素B6在豆類、穀類（穀類食品）、蛋、肉、酵母中較多。⑥酸棗、山楂、柑橘、草莓、油菜、番茄中則含有豐富的維生素C。

(2)適量補充維生素有必要：有專家指出，蔬菜水果也不能代替維生素製劑，例如維生素C。不是所有的蔬菜都富含維生素C，水溶性維生素C在洗菜時容易丟失，維生素C在烹調時溫度過高或加熱時間過長會大量遭到破壞，維生素C還容易被空氣中的氧氣氧化。損失情況低的可以到百分之三、四十，高的甚至到百分之九十多。所以理論上吃一些蔬菜、水果有助於吸收維生素，但實際上維生素的補充是不夠的。醫生建議，老人在國家規定的安全範圍內補充維生素和微量元素是必要的。再加上很多人的工作壓力和生活節奏跟以前也不一樣，精神緊張、勞動負荷重也會造成維生素的損失。現在人們很難做到真正的飲食平衡，偏食、食物吃得不全面、常吃速食等都會缺乏維生素，所以單靠飲食補充維生素恐怕是不行的。

第四章　老年人冬季養生與保健

1老年人冬季養生保健總指南

冬季，一年中最寒冷的季節，大多數的動植物均處於冬眠狀態，為來年春天的復蘇養精蓄銳。傳統養生學認為，在冬季的三個月中，人體也應該順應自然界的變化規律而避寒就溫，斂陽護陰，以合「養藏之道」。

(1)寧靜為本，保精養神

冬季主蟄伏閉藏，所以冬季養生的核心就是「伏藏」二字。為了保證人體陰陽精氣之伏藏，就需要保持精神的安寧和情緒的穩定，以保護人體的精氣和精神。冬季之時，寒風凜冽，萬物凋零，易引起人的悲傷之感。所以，

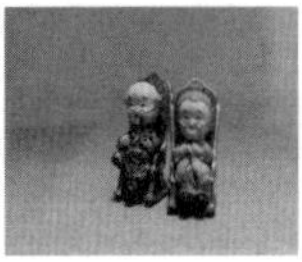

人們應該盡量避免各種不良情緒的干擾刺激，多到室外曬曬太陽和參加一些娛樂活動，使自己的心情始終處於淡泊寧靜的狀態，並做到含而不露，秘而不宣，讓內心世界充滿樂觀和喜悅。

(2)早睡晚起，避寒保暖

《黃帝內經》稱：「冬三月……早臥晚起，必待日光。」意思是說在冬季應該早睡晚起，最好等到太陽出來以後再起床活動。在寒冷的冬季，應該保證充足的睡眠時間，早睡晚起有利於人體陽氣的潛藏和陰精的積蓄，以達到「陰平陽秘，精神乃治」的健康狀態。日常生活中要注意避寒保暖。冬季天氣寒冷，室內溫度要適宜，室溫應以十八～二十五℃較合適，切忌溫度過高或過低。被褥的厚薄應根據室溫的變化適當調整，以人體感覺溫暖而不出汗為度。外出所穿的棉衣應以純棉布為宜，要鬆軟輕便、貼身保暖。特別要注意背部的保暖，因為背部是人體的陽中之陽，風寒等邪氣極易透過背部侵入而引發疾病。每晚固定用熱水洗腳可促進全身血液循環，能增強機體防禦能力，改善睡眠並消除疲勞。

冬季還應該注意保持室內的空氣新鮮。嚴寒的冬季，有些人因怕冷而緊閉門窗，使得室內的空氣不能及時流通而污濁不堪，影響健康。所以，冬季在調節室內溫度的同時，還應注意室內空氣流通和濕度調節，特別是在天氣晴朗時要及時開窗通風，以保持空氣新鮮。

(3) 多溫少寒，補腎助陽

傳統養生學將我們日常食用的食物分為寒涼、溫熱、平性幾類。冬季氣候寒冷，為了禦寒保暖，人們應該多食用一些具有溫熱性質的食物，而少食用寒涼生冷食物。溫熱性質的食物包括糯米、高粱、栗子、棗、核桃仁、韭菜、小茴香、香菜、南瓜、生薑、蔥、大蒜、桂圓、荔枝、木瓜、石榴、烏梅、鱔魚、鰱魚、鱒魚、蝦、海參、雞肉、羊肉、肉桂、辣椒、花椒等。此外，還要特別注意選擇具有補腎助陽作用的飲食，以增強機體的禦寒能力。

(4) 適度鍛練，持之以恆

俗話說：「冬天動一動，少生一場病；冬天懶一懶，多喝藥一碗。」說明冬季鍛練身體的重要性。寒冬季節，堅持室外鍛練，能提高大腦皮質的興奮性，增強中樞神經系統體溫調節功能，使身體與寒冷的氣候環境取得平衡，適應寒冷的刺激，有效地改善肌體抗寒能力。有研究資料證實，長期堅持冬季鍛練的人，耐寒力強，不易患感冒、支氣管炎、肺炎、凍瘡等病，還能夠預防老年人常見的骨質疏鬆症。

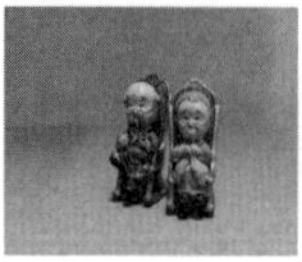

(5)適當服用一些增強抵抗力的保健產品

現代醫學認為，人體在冬季時易受到寒冷天氣的影響，甲狀腺、腎上腺等內分泌腺的分泌功能增強，以促進機體產生熱量抵禦寒冷，應適量增加高熱量食物的攝入，並適量增加蛋白質、脂肪、維生素和礦物質的供給。

(6)老年人冬季養生食譜

寒冬會使人體攝入的營養更多地被轉化為熱能以抵禦寒冷，而低溫又會使血鈣降低，免疫系統功能下降，降低了對病原體的抵抗力，以致上呼吸道感染、胃腸道炎症多發。老年人身體虛弱，在冬天更應攝入足夠的蛋白質、脂肪、碳水化合物、維生素和礦物質。現推薦多款適合老人冬季食用的食譜。例如：羊肉粥、牛肉粥、栗子粥、核桃粥、韭菜粥、人參粥、白果雞丁、蘿蔔燒排骨、鱔魚辣湯、黨參鯆魚湯、三丁豆腐羹、胡椒茴香牛肉湯、阿膠雞蛋羹、海帶燉鴨、清燉鱉甲、黃芪燉烏雞、精燉鵪鶉素筍湯、冬筍鯽魚湯等。

2老年人冬季防寒保暖

寒潮來襲，氣溫驟降。老年人抵制寒冷能力較差，因此，在冬季穿著上應該以保暖為主，並且要適當地進行戶外活動，如飯後散步、慢跑、早晚跳舞、打太極等，以增強體質，提高抗寒能力。

①頭部保暖：中醫認為「頭是諸陽之會」，陽氣最容易從頭部走散掉，如同熱水瓶塞蓋子一樣。如不注意頭部保暖，很容易引發鼻炎、頭痛、感冒、牙痛、三叉神經痛等病，甚至更嚴重的是易誘發腦血管疾患。因此，老人冬天戴一頂合適的帽子是必不可少的，尤其是在外出時。首先，冬季戴帽子有利於保健。老年人的血管畢竟不如年輕人那麼通暢，甚至多少有一點硬化，如果受涼的話，難免造成腦血管收縮，輕則會感到頭昏、頭痛，重則會發生意外。

所以，老年人不能小看帽子的保健功能，像絨線帽、連衣帽等，還可以保護耳朵。其次，帽子具有防護功能。一帽在頭，萬一有點輕微的碰擦，帽子可以「緩衝」下。多數老年人的頭髮比較稀少（容易散熱），更需要帽子來保暖。冬帽的材質，可以是毛線、呢絨；或者羽絨服的連衣帽，反正質地要厚一些，保暖效果才好。但是專家指出，長時間戴帽子，會導致頭皮毛孔呼吸不暢，皮脂堆積於頭皮，容易形成皮屑、頭癢或皮膚炎症，進而造成脫髮。頭皮不耐悶熱，緊扣在頭上的帽子或頭盔會使底層頭皮長時間得不到呼

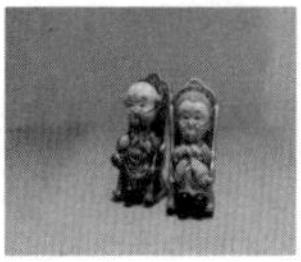

吸，尤其是受帽邊壓迫的髮際、髮根處，更容易因皮膚鬆弛脫髮。

因此，天冷戴帽子，首先要選擇比頭略大一點的，戴上不會緊壓頭髮，讓頭皮有透氣的餘地。其次要注意材質，頭皮容易出油的人，要戴透氣、輕薄的帽子，體質較弱易感冒的人，要戴呢料或毛線帽子。再次是時間，早晚外出時戴，進入室內就該拿掉，正午陽光好的時候，也要讓頭髮出來透透氣。

②身體保暖：到了冬天，老人要隨著外界氣溫的變化及時增加衣服，注意身體保暖，勿讓寒氣侵入體內。宜用鬆緊帶做內褲腰帶，穿脫都比較方便，切忌緊裹身體；棉衣內膽宜選用分量輕、蓬鬆、保暖性強的羊毛、絲棉、羽絨棉等材料；服裝的衣領、袖口要採用封閉型結構，減少透氣性，增加保暖性。這樣才能使老人不易患感冒並可防止舊病復發，從而促進身體的健康。

③背部保暖：中醫學稱「背為陽中之陽」，是督脈循行之主幹，總督人體陽氣。老人如背部保暖不好，則風寒之邪可透過背部經脈而侵入人體，損傷陽氣，使陰陽平衡受到破壞，人體免疫功能下降，抗病能力減弱，引起舊病復發或病情加重。所以，冬天老人加穿一件棉背心或毛背心以增強背部保

暖，是很有必要的。

④腳部保暖：俗話說「寒從腳下起」。腳對頭而言屬陰，陽氣偏少。因此，冬天老年人要保持鞋襪溫暖乾燥，經常洗曬。老年人應穿平底防滑棉靴，不要穿高跟或塑膠底鞋，以免摔倒。平時要多走動，促進血流循環。臨睡前用溫熱水燙腳後按摩腳心十分鐘，揉按湧泉穴（腳掌心），以促進血液循環，疏通經絡。

⑤室內保暖：老年人的居室，冬天必須採用取暖設備，使室溫保持在十五℃以上。因為如果室溫過低，老人易受寒邪侵擾，誘發呼吸系統與心腦血管疾病，產生嚴重後果。近些年來用電熱毯者日益增多，以溫度適宜為好。同樣，無論是用火爐、暖氣或冷氣，室溫宜在十八～二十℃，且忌溫度過高，以免內擾陽氣，使之外泄，或積熱於內，形成陰虛火旺，痰熱瘀血，至春就會發病或誘發宿疾復來。

⑥出行保暖：在冬季風雪天氣，老年人宜防跌倒。尤其是路面有冰雪時，最好不要出門。如需外出，應有人陪伴照顧，防止滑倒摔傷。住樓房的老年人，上下樓時要小心，最好有人攙扶。家中走廊通道、樓梯彎處，要有燈光照明，使老年人走時能看清路面。許多老年人患有慢性病，活動不便，

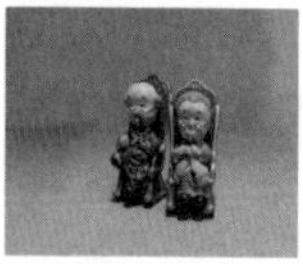

家人更應細心照看，外出、上下床、洗澡時，都應注意防止跌倒，以免發生骨折、腦出血等意外。

(1)冬季老年人保暖不當反添病

冬季是人體養藏的最好時刻。此時人體受寒冷氣溫的影響，各項生理功能和食欲等均會發生變化。寒冷會引起很多疾病，特別是對身體較弱的老年人來說，在寒冷的天氣中更應該注意保暖。不過如果保暖方法不得當，反而會給自己添病。

盲點一：老年人冬季愛喝酒禦寒

在寒冷天氣裡，不少人喜歡喝點酒來暖暖身子，但醫學專家提醒說，飲酒能禦寒其實是認識盲點，事實是「飲酒禦寒寒更寒」。不少人都有這樣的感覺，適當飲酒可以舒筋活血，產生禦寒的作用，這實際上是一種錯覺。人在飲酒後，會感到全身溫暖、發熱，之所以會有這種感覺，是因為酒中的乙醇經過消化道進入血液後，一方面使人體皮膚的毛細血管擴張，血液循環加快，使熱量加快散發到體表，因而使人感到溫暖發熱；另一方面，乙醇隨著血液循環進入中樞神經系統，對中樞神經系統產生麻醉作用，使人體對外界環境的冷刺激感覺不敏感，所以對寒冷的感覺就會降低。因此，飲酒禦寒，不僅不會起到禦寒功用，反而會使人體出現感冒、凍傷這些症狀。尤其需要提醒的是，靠飲酒禦寒對老年人更為不利。因為老年人本來就對體溫變化不是特別敏感，如果喝酒引起體溫中樞調節紊亂，會容易損傷調溫的功能。

盲點二：戴圍巾口罩禦寒

有些老人整天用圍巾圍在口、鼻部或戴著口罩，其實這反而會降低人的禦寒能力。人的鼻腔裡血管很多，有許多海綿狀血管網，使鼻腔的血液循環旺盛。鼻腔及整個呼吸道表面都覆蓋著許多黏膜，黏膜下有微血管。當鼻子吸進冷空氣，經過彎彎曲曲的管道進入肺部時，空氣的溫度已接近體溫。人體這種生理功能可透過鍛練得以增強，從而提高人的耐寒能力。要是整天戴著口罩，鼻腔及整個呼吸道的黏膜得不到鍛練，稍微受寒，就容易感冒。另外，當人在呼吸的時候，圍巾或口罩上細小的羊毛纖維和細菌就會被吸入肺部，引起呼吸道感染。

盲點三：少喝水防多尿

冬季汗少，尿量相對增多，這是正常現象。有的老人擔心尿多而夜間起床，便有意控制飲水，甚至連粥和湯也不敢喝。殊不知，這是非常危險的。因為多數老人機體內的水分比青壯年少，若再少飲水，會對老人的健康造成

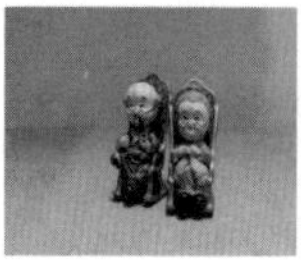

危害。缺水會導致血液黏稠度增高，再加上寒冷刺激，血流速度就會減慢，容易誘發腦血栓和心絞痛。因此，老年人在飯前、睡前及起床後，應適量、多次飲水。必要時還可加服小劑量腸溶阿司匹林片，以改善血液的黏稠度，預防中風和心肌梗塞的發生。

(2)電熱毯禦寒需警惕

許多老人習慣冬天整晚用電熱毯取暖，專家提醒說，電熱毯並非人人適用，老人使用電熱毯時需謹慎。專家分析說，電熱毯是引起鼻出血的誘因之一，由於整夜使用電熱毯，導致鼻部乾燥，鼻腔黏膜脆性增強，很容易引發鼻出血。而一些有全身疾病的老人，如糖尿病、高血壓、腦中風患者，往往都在使用一些活血化瘀、擴張血管的藥物，因此一旦鼻腔出血，往往止血不佳，嚴重的甚至會有生命危險。肺結核、支氣管擴張患者不宜使用電熱毯。患這類疾病者使用電熱毯會使血液循環加快，血管擴張，導致咯血增多，病情加重。

高齡老人和中風患者不宜使用電熱毯。因為他們對冷熱感覺較遲鈍，萬一過熱，易造成燙傷。專家提醒，電熱毯並不是人人可用，一些特殊人群使用時尤其要慎重。老年人使用電熱毯睡覺時盡量不要整宿使用，可以先開一段時間，上床後再關閉，溫度也不宜過高。另外，在睡覺前應多喝點水，房間要注意空氣流通，如果鼻出血不止，要及時到醫院專科就診，防止意外發生。

老年人要購買有安全標誌的品牌商品，為了避免產生事故，需正確使用電熱毯，其方法是：

①鋪電熱毯時，應在床上選鋪一條軟墊，之後再鋪上電熱毯。在其上邊再鋪褥子和毛毯，以增強取暖效果。

②電熱毯不宜長期使用，一是易浪費能源，二是易產生灼熱感，若長時間使用，須選用恒溫型電熱毯。

③切忌金屬製品刺進電熱毯，以防電熱絲短路，造成人身傷亡。

④電熱毯髒了，不可直接用水清洗，否則會使電熱絕緣性能下降，造成漏電。

3 如何改善老年人冬季手腳冰涼

(1)冬季常吃海帶可改善手腳冰涼

不少中老年朋友冬天感到手足冰涼，這與機體缺乏某些礦物質有關，而

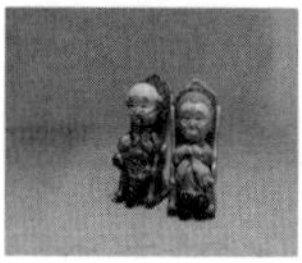

吃海帶可有效補充礦物質，提高抗寒能力。海帶的營養十分豐富，尤其富含鈣、鐵、碘。每一百克海帶中含鈣高達一千一百七十七毫克，含鐵高達一百五十，一百五十毫克，充足的鈣與鐵可直接提高心肌、血管及肌肉的伸縮性和興奮性，提升產熱量；同時，每一百克海帶中含碘二百四十毫克，高出成年人需碘量的許多倍，碘能促進甲狀腺素分泌，從而加速體內組織細胞的氧化，加快皮膚血液循環，增加產熱能力。

中醫認為，海帶味鹹性寒，生於寒冷海水中而稟抗寒之性，入腎經而有溫補腎氣之功，所以常食可抗冷禦寒，被譽為「長壽食品」。吃海帶方法很多，可煎水、做菜、燉湯、製膳。常用的有：海帶排骨湯、海帶豬腳湯、海帶豆腐、海帶羊肉湯。

(2)冬天熱水泡腳的好處及方法

不少老年人一到冬天，常常手腳冰涼，足部血液循環不良。良好的足部循環，可以使心臟不需要額外加壓，便能將血液輸送至足部末梢，從而減少高血壓、心臟病及中風等高危險疾病的發生。如果常以溫水泡腳，可促進新陳代謝，促進體內血液循環，對身體很有益。人的雙腳上存在著與各臟腑器官相對應的反射區，當用溫水泡腳時，可以刺激這些反射區，增強人體器官功能，取得防病治病的保健效果。同時熱刺激會使足部微循環加快，使得水中的藥物成分快速地被吸收，直接進入人體血液循環，使泡腳治病的效果更勝於口服給藥，但是泡腳有益的前提是正確地泡，包括水溫、時間等。此外泡腳也不是百無禁忌的，一些特殊人群和某些特殊情況下不宜泡腳。

①泡腳最佳時長：雖然沐足對關節疼痛、失眠、皮膚瘙癢和咳喘等當季常見病、多發病的保健效果不錯，但要注意根據個人體質和疾病控制好浴足時間，一味用熱水長時間浸泡對身體健康並沒有好處。很多人喜歡從水很燙泡到水全涼了，甚至有的不停添加熱水，持續泡一兩個小時，這是錯誤的作法。泡腳時間以三十～四十五分鐘為宜，每天或隔天泡一次即可。還有中藥熱足浴方法：每次足浴前先在水裡放入煎煮過的藥液（可對水稀釋），然後按普通熱足浴的方法進行。但是，特別提醒老年人，泡腳時間要短一些，因為老人泡得太久，容易引發出汗、心慌等症狀。所以，老人每日臨睡前泡腳二十分鐘為佳。

②泡腳最佳水溫：泡腳的水溫不宜過熱或過涼，一般維持在三十八～四十三℃為宜。可以先將腳放入三十八℃左右的水中，然後讓浴水逐漸變熱至四十二℃左右即可保持水溫，足浴時水通常要淹過踝部且要時常搓動。但

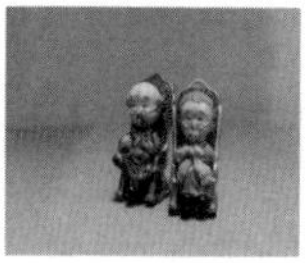

是，糖尿病患者和敏感皮膚者要注意，由於對外界刺激不敏感，溫度過高的水很容易導致燙傷。

③晚上九時泡腳最養腎：專家建議晚九時泡腳最能養腎，之所以選擇這個時間，是因為此時是腎經氣血比較衰弱的時辰，在此時泡腳，身體熱量增加後，體內血管會擴張，有利於活血，從而促進體內血液循環。同時，白天緊張了一天的神經以及勞累了一天的腎臟，都可以透過泡腳得到徹底放鬆和充分調節，人也會因此感到舒適。熱水泡腳不但可以起到滋腎明肝的作用，還有利於提高睡眠品質。如果泡完腳後，再適當做幾分鐘足底按摩，對身體的血液循環更好，臟腑器官也更能得到進一步的調節。泡腳後，建議不再進行其他活動，隔數分鐘即入睡，補腎效果更佳。

④泡腳選用木質桶：老人泡腳最好用較深、底部面積較大的木質桶，能讓雙腳舒服地平放進去，而且要讓水一直浸泡到小腿。水溫在四十℃左右比較適宜，要隨時添加熱水。中藥泡腳更有效，在熱水泡腳的同時，如果能在熱水中加上中藥，對某些老年慢性病患者來說，還能起到事半功倍的強身保健作用。下面推薦幾種簡單的泡腳藥方：

A氣虛的老人可選用黨參、黃芪、白朮等補氣藥。

B高血壓患者宜將菊花、枸杞、桑葉枝、丹參等與冰片少許煎藥泡腳。

C一些老人冬季需要活血補腎，可選擇當歸、赤芍、紅花、川斷等。

D有些老人到冬天皮膚乾燥、容易皴裂，可選擇桂枝、銀花、紅花等中藥。

上述中藥每樣取用十五～二十克，用鍋煎煮，然後將煎好的藥液去渣倒進桶裡，再加入熱水，每天浸泡三十分鐘。中藥泡腳一定不能用金屬和塑膠盆，否則藥液有效成分會損失一部分。皮膚有破損、傷口時要暫停中藥泡腳（皮膚乾皴破裂的情況除外）。中藥泡腳只能起輔助治療的作用，老年朋友千萬不要把它當作治病的方法，以免耽誤病情。如今很多老人還喜歡用保健按摩腳盆泡腳，只要通上電就能保持水溫，而且還能噴射出不同的水流按摩腳底，很多年輕人都把它當作禮物送給長輩。

提醒大家，按摩腳盆要慎用。因為中醫按摩主要是透過按摩刺激局部穴位，以達到治療效果的，而按摩腳盆的水流力度不夠且刺激面較大，不易達到效果。另外，按摩腳盆用料複雜，不知道加入中藥後會起什麼反應，對老年人來說，不如選用木質泡腳桶實惠。

(3) 哪些人冬季不宜熱水泡腳

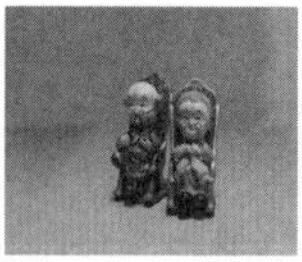

①糖尿病患者泡腳要留意水溫：專家指出，患糖尿病易出現神經病變，末梢神經不能正常感知外界溫度，而且這種神經病變非常隱蔽，患者自己往往不易覺察。出現神經病變後患者試不出水溫，極易被燙傷。而且水溫高，也易引發足部感染，加速糖尿病足病情惡化。因此醫生建議，糖尿病患者洗腳時應先由家人試好水溫，再讓患者把腳放進水裡，水溫以三十七℃為宜。

②心腦血管病患者不適宜：高水溫使神經受到刺激，毛細血管擴張。高溫加速了血液流量，短時間內增加了心臟、血管的負擔，有加重病情的危險，因此患心腦血管疾病的患者不適宜用過熱的水泡腳。

③凍腳不能燙：很多人一到冬天就出現習慣性凍腳，有人想用熱水暖暖腳，這樣不可取。腳被凍了，說明受到極冷風寒的侵襲，溫度低過身體正常耐受程度，皮膚、肌肉處於僵硬狀態。此時如果突然用熱水燙腳，會使溫度從冷到驟熱，皮膚、肌肉經受不起巨大的溫差變化，從而加重了凍腳的病情，嚴重的甚至會使肌肉與骨剝離。因此，腳受凍後應用手適度揉搓，使腳發熱，而不是簡單用熱水加溫。

(4)老人冬季喝熱茶反而會手腳冰涼

上了歲數的人都對喝茶很偏愛，尤其入冬以後，很多老年人都茶不離手，比往常的季節喝得更多些。但也會有老人發現，喝熱茶並不能越喝越暖，反而有時候會手腳冰涼。這是怎麼一回事？

美國每日健康新聞網二〇一二年發佈了一條資訊，來自美國健康保健協會的專家組研究發現，老年人在寒冷環境中調節體溫或保持體溫的能力，與他們每天從飲食中攝取的鐵元素多少有關。實驗選取的一百名老年人，由於每日只攝入了醫生規定的三分之一的鐵，導致一個月後體溫普遍下降〇．五℃。專家組羅伯森教授表示，鐵元素參與人體的體溫調節，老年人在寒冷環境中調節體溫或保持體溫的能力與每天從飲食中攝取的鐵元素量密切相關。而茶屬於鹼性物質，進入人體後參與消耗體內鐵元素，因此，大量喝茶導致鐵的流失，使人在冬天更容易受涼。

不管是茉莉、菊花等花茶，還是龍井、碧螺春等綠茶都屬寒涼，攝入人體後會帶走體內的部分熱量，從而導致體溫下降，並使老人因受寒導致各種疾病的入侵。來自日本的研究早已證實，體溫每下降一℃，免疫力就會降低百分之三十以上，而升高一℃的話免疫力則會提高五～六倍。免疫力一旦下降，就容易得感冒、肺炎、支氣管炎、膽囊炎、膀胱炎等疾病，此外哮喘、皮炎等過敏性疾病以及節段性回腸炎、潰瘍性腸炎和風濕病等的發病率也會

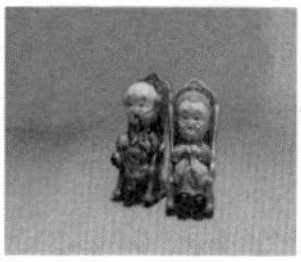

升高。

所以專家建議，老人冬季要少喝茶，如果一定要喝，可適當喝些紅茶。紅茶性溫，可祛寒暖胃，幫助老人消化。在喝花茶、綠茶時，可以放幾顆紅棗、幾片生薑，抵消寒性。此外，老年朋友可以適當攝入含鐵豐富的食物，如黑木耳、海帶、紫菜、豆製品和豬肝、瘦肉、蛋類等，也可多食用一些含熱量豐富的食物，比如羊肉、雞肉、棗粥、蛋湯等。

另外專家提醒，老人喝茶，忌濃茶、冷茶，沖泡次數不要過多，不要飯前飯後立刻喝茶，不要喝隔夜茶。

(5)穴位按摩法緩解手腳冰涼

醫學專家介紹，治療手腳冰涼，主要在於疏通經絡、活血化瘀、改善血液循環和新陳代謝。如果經常按摩以下四個穴位，往往能有較好的療效。

①揉搓湧泉穴：湧泉穴位於腳心部，用手掌快速揉搓，直到有熱感為佳，每天早晚揉搓湧泉穴一百下，接著揉搓各腳趾一百下。中醫學認為，人體諸多經脈都彙集於足底，與全身各臟腑、組織、器官都有密切關係。尤其是刺激湧泉穴，有益於補腎壯陽、強筋壯骨。堅持揉搓此穴會促使手腳冰涼症狀減輕。

②揉搓勞宮穴：勞宮穴位於手心部。一手握拳，揉搓另一隻手的手心部，直到感到手心微熱，再換另一隻手，交替進行。

③按揉氣沖穴：氣沖穴位於大腿根裡側，此穴下邊有一根動脈。先按揉氣沖穴，後按揉動脈，一鬆一按，交替進行，一直按揉到腿腳有熱氣下流的感覺為佳。

④按揉、拍打腎俞穴：腎俞穴位於兩邊腰眼，輕輕用力，兩邊各拍打一百餘次。

4 老年人冬季怎樣告別手腳乾裂

每到冬季，隨著空氣變得越來越乾燥，使人的皮膚感覺緊繃，許多人的手腳會出現深淺不一的裂口，甚至出血，這便是手足乾裂。手腳乾裂在醫學上被稱為「手足皸裂」，是冬季常見的一種皮膚病。

(1)三個因素造成手腳裂口

手足皸裂患者，以老年人的比例最大，主要因為老年人皮膚更加乾燥；就部位而言，足跟最易皸裂，這是因為腳跟與鞋經常摩擦。冬季氣候寒冷且乾燥，手足的皮脂腺分泌很少，更談不上分泌油脂了，暴露在外的機會又很

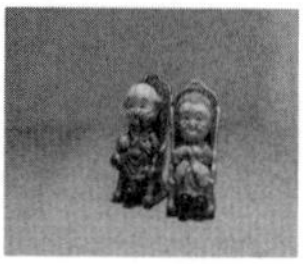

多，水分極易散發，所以皮膚會失去彈性，變得粗糙，時間一長，易發生皸裂。除了上面這些生理上的原因外，手足皸裂還同外界環境因素有密切關係。

如冬季氣候乾燥寒冷，手腳暴露於外界，容易受寒風侵襲，或因工作關係經常用鹼性較強的皂類、洗滌劑等洗手、洗衣物，或經常接觸能夠溶解脂肪和吸收水分的物質，使皮膚逐漸變得肥厚、乾燥和粗糙，便容易發生裂傷。另外，手足皸裂也可能是某些皮膚病的症狀，如魚鱗病、皸裂性濕疹、角化乾燥型手足癬、停經期皮膚角化病、對稱性掌蹠角化病等患者，都可有手足皸裂現象，稱為症狀性掌蹠角化症。

(2)防重於治遠離手足皸裂

醫學專家認為，對於手足皸裂應防治結合，防重於治，否則一旦皸裂形成，治癒較緩慢。預防的原則是盡量祛除引起皸裂的原因，如手癬、手部濕疹、掌蹠角化病等。同時在生活上和飲食上加以注意。

首先，一是要經常注意保護皮膚，冬季外出或在室外工作，應穿戴保暖的鞋襪和手套。

二是注意不要用鹼性大的肥皂、洗衣粉等洗手腳，冷天還應適當減少洗手腳的次數；洗手後擦一點油脂、護膚霜、甘油等潤滑皮膚。

三是因工作需要必須接觸潮濕或有刺激性的物品時，應事先塗擦上述油膏，以保護皮膚。其次，飲食要豐富，應適量攝入富含蛋白質的食物，多吃水果和蔬菜，多飲水。尤其應多吃些富含維生素A的食品，如韭菜、胡蘿蔔、牛奶、小白菜、動物肝臟等。同時，每年秋冬季皮膚乾燥明顯的老人，從秋天開始，就應該注意對皮膚的保濕保暖，並堅持用溫熱水洗澡、泡腳，之後一定要擦上嬰兒油、甘油、凡士林等油脂性的護膚品。此外，在勞動或運動後，應盡快擦乾汗液，避免皮膚直接暴露在空氣中，使皮膚失去水分，變得粗糙，甚至皸裂。

(3)防治結合告別手足皸（ㄐㄩㄣ）裂

出現手足裂口時，甘油、凡士林、橄欖油等都可以塗用，每天外塗一～二次即可，而一些含有激素類的藥物，如摻有「松」類激素的複方軟膏，則要慎重使用。當皮膚增厚嚴重、手足皸裂程度明顯、瘙癢難忍時可以使用，一旦症狀好轉，就應改用不含類固醇的軟膏。因為如果繼續使用，類固醇會讓皮膚變薄、毛細血管擴張，不利於裂口的恢復。嚴重的手足裂口，則應該在醫生指導下用藥。如百分之五～百分之十水楊酸軟膏、百分之十～百分之

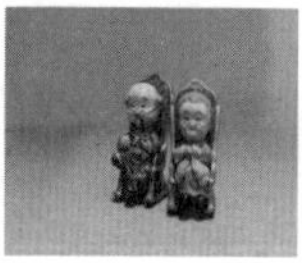

十五尿素軟膏等；倘若裂口大而深，可用傷濕止痛膏貼患處或進行包紮。此外，也可以使用中藥百分之十～百分之二十白芨膏、紫草油膏、甘草紅花油搽劑外擦。同時，小劑量長時間（三～六個月）服用維生素A，也可使手腳皮膚逐漸恢復正常。

(4)手足裂口塗藥不要見好就收

很多老年人的手腳都會出現裂口，塗點藥好了，但過一段時間又犯了，非常讓人苦惱。對此醫學專家表示，對老年人來說，手腳裂口用藥不能見好就收，塗藥最好持續一～二個月，這樣才能防止手腳裂口反覆發作。由於老年人的皮膚功能在不斷退化，保護皮膚的油脂和水分大量流失，當冬、春季節氣候乾燥時，很容易發生手足皸裂，這時塗藥最好持續一～二個月，度過乾燥的氣候才能停藥。

5冬季到來謹防五種易發病

說起來冬季不是太讓人愉快的季節，稍不留神各種疾病就會找上門來，尤其是老人以及身體抵抗力比較差的人，在寒冷的冬天更要嚴陣以待，謹防疾病侵擾。

①流感和感冒：專家指出，秋冬交替時氣溫降低、晝夜溫差變大，常人最需提防的就是流感和普通性感冒的侵襲。流感的最大危害是引發併發症甚至危及生命，它會加重潛在的疾病如心肺疾患，老年人以及患有各種慢性病或者體質虛弱者患流感後容易出現嚴重併發症，病死率較高。普通性感冒如果治療不當也很容易發展成支氣管肺炎。一般來說，流感表現為起病急驟、畏寒、高熱、頭痛、肌肉關節酸痛、全身乏力、鼻塞、咽喉痛和乾咳，發熱在三十九℃以上，還會引發肺炎等併發症。普通性感冒表現為喉嚨癢痛、鼻塞、流淚、流鼻涕、打噴嚏、咳嗽、輕度發燒、頭痛和咽痛。一般來說，年老體弱者、患有慢性病者和免疫力低下的人容易被流感或感冒找上門來。

A應對措施：要預防流感或感冒，除了接種流感疫苗外，一、要注意隨溫度變化選擇衣物，注意保暖。二、要增加戶外活動，增強體質，提高抵抗力。三、要多喝水，多吃水果，多服用維生素C。四、要注意通風，每天開窗通風半小時到一個小時。此外，還要盡量避免出入公共場所等。流感主要透過飛沫傳播，到人多的地方最好戴口罩，注意衛生，勤洗手。而感冒主要透過接觸傳播，不但要注意氣溫變化，還應盡量避免接觸感冒患者，接觸到感冒患者或他們碰觸過的東西後要洗手。

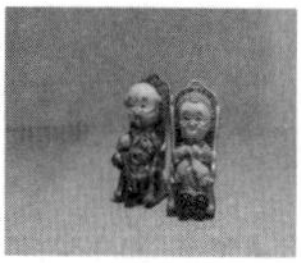

②慢性支氣管炎：慢性支氣管炎一般是由感染、長期吸菸等因素引起的。一般來說，老人、吸菸者、患有慢性病和免疫力低的人（如患有冠心病、高血壓、糖尿病、肺結核、腫瘤等），在冬天裡都容易發作慢性支氣管炎，而且容易發展成肺氣腫，嚴重的甚至會發展成肺心病。這是因為在秋冬換季時，如果受涼，抵抗力又差，就會引起慢性支氣管炎的急性發作，嚴重的病情會持續一～二個月，有的直到天氣轉暖時才會緩解，而且病情也容易反覆。

B應對措施：首先要在生活起居上多注意，飲食要適度，少吃辛辣的食物，多吃蔬菜和富含維生素C的水果。二是要注意保暖，別著涼，對於慢性支氣管炎的高危人群來說，「秋凍」不可取。三是居室要注意通風換氣，早晨起來或者白天陽光比較好時最好通風半小時左右，因為室內空氣污染也會引發或加重病情。四是要加強鍛練，但鍛練時要注意不能大口呼吸，最好是口鼻交替呼吸。另外，已經患有慢性支氣管炎的患者可以和醫生學做呼吸操。第五，還可以打肺炎疫苗、流感疫苗來減少慢性支氣管炎的發作次數。

③哮喘：冬季是呼吸道疾病容易肆虐的季節，哮喘就是其中之一。冬天裡天氣寒冷，受寒冷的刺激很容易誘發哮喘；發生肺部感染也容易誘發哮

喘。此外，冬天裡很多地方包括家庭容易門窗緊閉，導致室內空氣污濁，加上有的家庭養寵物，在寵物的皮毛以及其他過敏原（變應原）的刺激下，也都容易誘發哮喘。另外，運動不當也可能會誘發哮喘。而容易發作哮喘的一是有過敏史的人，二是患有過敏性鼻炎的人，而其他疾病如慢性支氣管炎也可能合併哮喘。

C應對措施：體質過敏的人以及哮喘的高危人群，首先、一定要遠離過敏原。二、是要注意保暖，以免寒冷誘發哮喘。三、是要注意運動不能太劇烈。四是要堅持用藥控制和預防，哮喘患者不要嫌用藥麻煩，一定要堅持用藥。還有的哮喘患者認為該病不去根因此就不去看病，這也是不正確的。此外還要定期去醫院複查肺功能、調節用藥。五、哮喘患者還可以記哮喘日記，用風流速儀測風流速，並記錄下資料，這對醫生診斷病情很有幫助。最後，還要盡量避免油煙，並做到哮喘的早發現、早診治。

④心腦血管疾病：寒冷的氣候會使人的血管收縮，使血壓增高或血壓不穩定，心臟負擔加重，容易發生腦血管病，因此冬天裡也要提防心腦血管疾病。一般來說，如果冬天裡老人數日或數週有乏力、頭暈、煩躁、胸部不適，活動時心悸、心絞痛或心絞痛發作頻繁、劇烈、持久的情況，就該小心

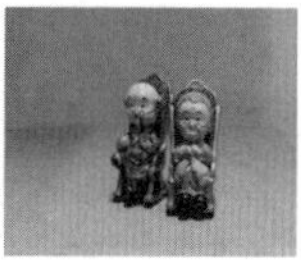

是否是心腦血管疾病找上門來了。

D應對措施：首先、要知冷知熱，盡可能保持身體的恒溫。二、是要保持情緒穩定，避免精神緊張和情緒激動。三、是要注意勞逸結合，適當增加體力活動，定時定點休息，防止過度疲勞。另外、控制體重也很必要。過度肥胖會使心臟負荷加重，應該限制總熱量的攝入，平時多吃富含纖維素的食物，保持大便通暢，防止便祕。高血壓患者要堅持服藥，按時檢測血壓，注意及時降壓。老年人最好隨身攜帶硝酸甘油、速效救心丸等藥物，以備發病時及早服藥。一旦發病要盡快和急救機構取得聯繫。

⑤消化系統疾病：秋冬季節交替時，人的腸胃系統很容易出現功能失調的狀況，原有胃潰瘍的患者也容易發病，一些暴飲暴食者以及原本腸胃功能就差的人容易出現胃部不適、消化不良，甚至會引發腸胃炎。

E應對措施：首先飲食一定要有規律。原本胃腸功能不好的人，尤其應注意飲食要精細，切忌暴飲暴食、酗酒，尤其不要再喝冰啤酒。吃火鍋時不要一味涮牛、羊肉，還要適量吃些青菜、饅頭、麵條等麵食，可對腸胃起到保護作用。

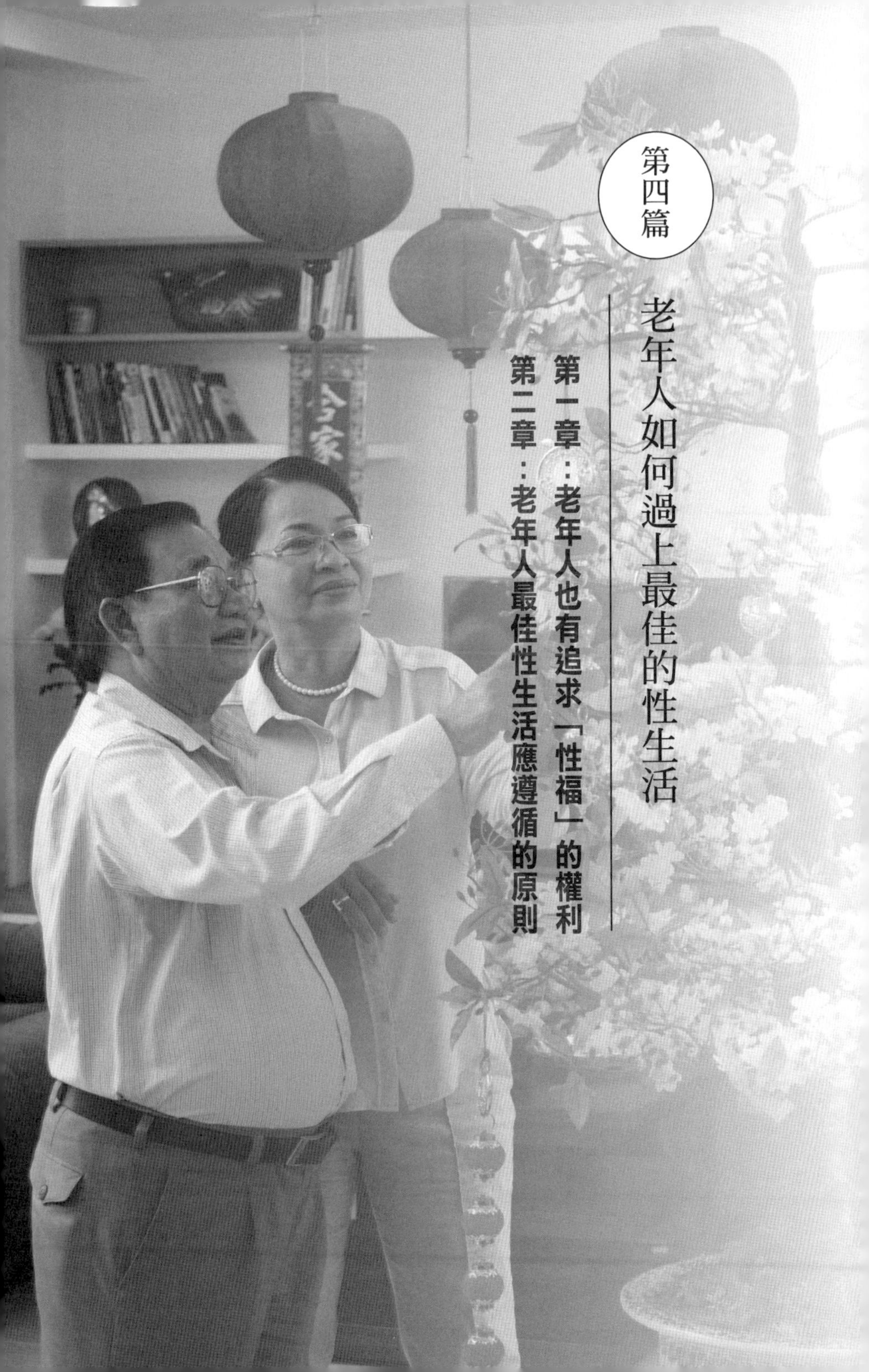

第四篇

老年人如何過上最佳的性生活

第一章：老年人也有追求「性福」的權利

第二章：老年人最佳性生活應遵循的原則

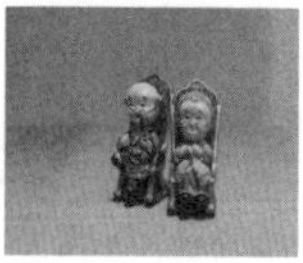

第一章　老年人也有追求「性福」的權利

很多老年人在性情感、性要求和性關係方面的認識上存在盲點。毫無疑問，封建思想殘留對造成這種觀念錯誤起了很大作用。青年人普遍持有的否認老年人性活動的傾向更加深了這些錯誤認識。老年人性生活中的第一個障礙，正是老年人自己的陳腐觀念。

對老年人來講，特別是老年婦女，最需要注意的是不要壓抑自己的性要求。由於舊思想的影響，許多女性，在停經後常常自認為應該終止性行為，否則就容易被人認為是「老不正經」，這是不應該的。老年女性仍有性欲，而且有些人停經後可能還會有所增強，這不是什麼壞事或醜事，反而有利於夫妻性生活的和諧。因此，不僅女性不要壓抑自己的性要求，丈夫也應予以理解和配合。即使已經存在性冷感的老年婦女，在醫生的指導和丈夫的配合下，也可以解除心理壓抑，重獲性生活的快樂。

許多老年婦女，常因容貌的衰老而過分自卑，使自己失去了許多享受性愛的機會。衰老是無法避免的自然規律。人們沒有理由為此而過於自卑。對老年夫妻來說，永恆魅力來自心靈美，來自共建家庭過程中所付出的汗水，來自對對方的體貼和關愛。

有不少老年夫婦年輕時性生活美滿，但進入老年後，由於夫妻一方或雙方屈從於當時、當地對老年人輕視性的社會習俗，而克制自己正常感情的流露，過早地終止了性活動。另有不少老年男女，喪偶後雖又碰到了合適的伴侶，但由於自己頭腦中的舊觀念作怪或是迫於封建思想的壓力，白白地錯過了「黃昏戀」的機會，而暗自忍受精神和肉體上的痛苦。這些都是錯誤觀念造成的結果。老年人的性要求是正常的生理需要，他們有權再婚，有權享受性愛樂趣。老年人應當拋棄舊觀念的枷鎖，正大光明地去爭取自己的權利。

從社會的角度來看，頌揚年輕、健康和體態的魅力盛行，致使許多年老者感到再有任何性要求都是不正常的。對這種教養上壓力敏感的人，在體驗性激動時，可能會感到內疚和十分難堪。某些情況下，文化意識的影響是十分強烈的，這會使得老年夫婦更加避免性的接觸，以便遵循他們想像中的規範行為。假如任何一種或所有形式的性接觸都加以避免的話，那麼感情交流和表示親密的機會可能會減少到一點也沒有了。值得慶幸的是，老年人問題已經受到越來越多人的重視，討論性和衰老問題已開始轉向更為公開、理性而準確的方向。可以期待以往這種由於傳統上的偏見所造成對性行為方面的

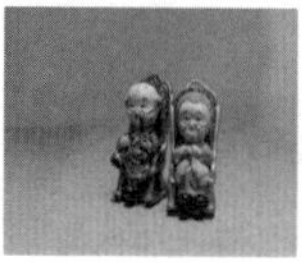

限制，會發生根本的變化。我們也可以期待，在不久的將來，老年人正常和諧的性生活將得到廣大老年朋友和全社會的認同。

追求幸福是每個人的權利。老年人再婚受法律保護，任何人都無權干涉。面對給予我們生命，有養育之恩的父母，子女對待這個問題也要持開明的態度和寬容的心態，給予單身父母多些理解和支持，為老人再婚「開綠燈」。有關資料顯示：老年人再婚，有利於身心健康，大多數再婚者，心情舒暢，疾病減少，延緩衰老；而孤身老人卻鬱鬱寡歡，發病率與死亡率都高於再婚者。老人能找到一個相互照顧的伴侶，是兒女們的福分；作為子女，能以同樣的孝心對待繼父（母），讓父母快樂，才是最大的孝心。

老人再婚應該得到社會的關懷、子女的理解、親朋好友的祝福，社會也應為老年人再婚營造一個寬鬆溫馨的氛圍，使他們不再孤獨，安度晚年，這才是社會文明進步的表現。

第二章　老年人最佳性生活應遵循的原則

不要以為上了年紀的老年人就不需要過性生活了，相關專家研究發現，人的性生活可以持續到七十歲，所以老年人同樣享有性生活的權利，那麼老年人行房時要注意什麼？

就男性而言，隨著年齡增加，體內的睪酮水準、性功能和性欲都會有所變化，但如果能遵循以下六方面的建議，就能大幅改善上述情況。

第一，保持身體健康。多吃有營養的食物，保持積極心態，不要過量喝酒，不吸菸，不濫用藥物。

第二，保持積極心態。很多人認為自己老了，身體功能退化了，外形也變得醜陋，性功能大不如前。這些是事實，但不是全部，更不是阻礙老人享受性的「攔路虎」。老人應該把自己的這些想法告訴伴侶，這有益於雙方協調並接納對方的改變，獲得滿意的性愛。

第三，多與伴侶交流。坦率地交流彼此的想法和需要，關心、愛護對方，能幫助兩人獲得愉悅的性體驗。

第四，諮詢醫生。向醫生請教自己在性愛上的困惑，能給予老人實質

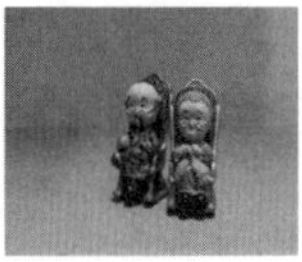

性的幫助，特別是那些患有慢性疾病或服用會影響性生活藥物的人。醫生會根據你的身體狀況，給出最切實可行的方法。

第五，重新定義性愛。性愛不僅僅局限於性交，要明白撫摸、接吻和其他親密接觸都能讓人興奮。

第六，尋找新的性愛方法。一些小變化能很好地改善性生活品質。比如，選擇精力最充沛的時間，如早晨睡醒後進行性生活；千萬不要選擇晚上精疲力竭或半夜困頓的時候。選擇新的地點和方式也能使性生活多姿多彩。此外，要盡量延長前戲的過程，甚至是在性愛前幾小時就開始鋪墊，以充分喚起彼此的性欲。

國家圖書館出版品預行編目(CIP)資料

怎樣活到100歲：銀髮族的四季養生療癒 / 彭啟明編著. -- 初版. -- 臺北市：華志文化, 2019.03 面； 公分. -- (醫學健康館 ; 18)
ISBN 978-986-96357-9-0(平裝)
1.健康飲食 2.養生 3.食療
411.3 108000977

華志文化事業有限公司
系列／醫學健康館18
書名／怎樣活到一〇〇歲：銀髮族的四季養生療癒

編者 彭啟明醫師主編
執行編輯 簡煜哲
美術編輯 楊雅婷
封面設計 王志強
文字校對 陳欣欣
企劃執行 張淑貞
總編輯 黃志中
社長 楊凱翔
出版者 華志文化事業有限公司
電子信箱 huachihbook@yahoo.com.tw
地址 116 台北市文山區興隆路四段九十六巷三弄六號四樓
電話 0937075060
印製排版 辰皓國際出版製作有限公司

總經銷商 旭昇圖書有限公司
地址 235 新北市中和區中山路二段三五二號二樓
電話 02-22451480
傳真 02-22451479
郵政劃撥 戶名：旭昇圖書有限公司（帳號：12935041）

出版日期 西元二〇一九年三月初版第一刷
書號 C218

華志文化

華志文化